现代护理研究与常见病护理

主编　宋天华　刘玉成　李　军　魏艳平

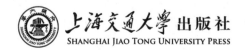
上海交通大学出版社
SHANGHAI JIAO TONG UNIVERSITY PRESS

内容提要

本书首先介绍了部分护理学的基础理论知识，然后以疾病为切入点，重点介绍了各临床科室常见疾病的规范化护理知识，对每种疾病的病因、病理、临床表现、辅助检查、护理诊断、护理目标及护理措施等进行了详细的叙述。本书内容丰富，兼顾科学性、指导性和实用性，适合广大临床护理工作者和医学院校护理专业学生阅读使用。

图书在版编目（CIP）数据

现代护理研究与常见病护理 / 宋天华等主编. --上海 ：上海交通大学出版社，2023.12

ISBN 978-7-313-28927-8

Ⅰ．①现… Ⅱ．①宋… Ⅲ．①常见病－护理－研究 Ⅳ．①R47

中国国家版本馆CIP数据核字（2023）第115163号

现代护理研究与常见病护理

XIANDAI HULI YANJIU YU CHANGJIANBING HULI

主　　编：宋天华　刘玉成　李　军　魏艳平

出版发行：上海交通大学出版社　　　　　　　地　　址：上海市番禺路951号

邮政编码：200030　　　　　　　　　　　　电　　话：021-64071208

印　　制：广东虎彩云印刷有限公司

开　　本：710mm×1000mm 1/16　　　　　经　　销：全国新华书店

字　　数：207千字　　　　　　　　　　　　印　　张：11.75

版　　次：2023年12月第1版　　　　　　　　插　　页：2

书　　号：ISBN 978-7-313-28927-8　　　　　印　　次：2023年12月第1次印刷

定　　价：198.00元

编委会

主 编

宋天华　山东省戴庄医院

刘玉成　山东省聊城市眼科医院

　　　　（山东省聊城市第五人民医院）

李　军　山东省梁山县人民医院

魏艳平　兖矿新里程总医院鲁化分院

副主编

陈　晶　山东省菏泽市牡丹区疾病预防控制中心

孟　敏　山东省第二康复医院

杨　征　山东省东营市河口区马场社区卫生服务中心

刘凤梅　河北省胸科医院

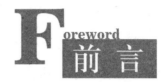

前言

　　医学的最根本目的是增进人类的健康,作为医学一个分支的护理学也始终秉承这一宗旨——为人类的健康服务。护理学的形成和发展与人类文化、科学的进步息息相关,并深受社会变迁的影响。在人类的发展和生存过程中,不可避免地会出现生、老、病、死,原始的照顾由此应运而生,主要护理形式为自我护理、家庭护理。后来随着社会和文化的发展,人们对疾病的认识逐渐增加,护理工作从家庭走向社会,形成了早期护理的雏形。文艺复兴时期,医学研究得到了迅速的发展,从事护理工作的人员开始接受专门的培训,护理逐渐成为一种独立且高尚的职业。

　　在医疗行业快速发展的形势下,护理模式在不断发生转变,对护理工作者也在不断提高要求。为了能够为患者提供优质的护理服务,护理工作者不仅要具备扎实的护理学理论知识、娴熟的操作技能、敏锐的观察能力和准确的判断能力,还应通过对患者的正确评估,发现患者现有或潜在的生理、心理问题,以协助医师进行有效的治疗。为了适应新的形势和变化,培养出更多合格的护理工作者,提高现有护理工作者的业务水平,我们组织了一批长期在临床一线工作的专家学者,将自身经验与现代护理学发展成果结合,编写了这本《现代护理研究与常见病护理》。

　　本书在常规护理的基础上融入了最新的临床护理经验,以疾病为切入点,重点介绍了各临床科室常见疾病的规范化护理知识,对每种疾病的病因、病理、临床表现、辅助检查、护理诊断、护理目标及护理措施等进行了详细的叙述;还介绍了部分护理学的基础理论知识,理论与实践结合,兼顾科学性和可操作性。本书对临床护理工作和护理教学活动有着很强的指导意义,是一本对护理工作者大有裨益的专业书籍,适合广大临床护理工作者和医学院校护理专业学生阅读使用。

由于现代护理学发展迅速,且本书由多人执笔,编者编撰经验较少、风格不一,加之时间仓促、篇幅有限,若存在疏漏之处,敬请广大读者批评指正。

《现代护理研究与常见病护理》编委会

2022 年 6 月

Contents 目 录

第一章

临床常用护理技能

第一节 冷 热 疗 法

一、温水擦浴

(一)目的

温水擦浴适合体温在 39.5 ℃以上,伴有寒战、四肢末梢厥冷的患者,能减少血管收缩,温水迅速蒸发,带走机体大量的热能,散热快,效果强。

(二)准备

1.用物准备

治疗盘内:浴巾 1 条、小毛巾 2 块、手套 1 副、热水袋(内装 60～70 ℃热水)及套、冰袋(内装 1/2 袋冰)及套或冰槽。

治疗盘外:温水擦浴盆内盛 32～34 ℃的温水,2/3 满,必要时准备衣裤。准备冰块、帆布袋、木槌、盆、冷水、毛巾、勺、水桶、肛表、海绵。用冰槽降温时准备不脱脂棉球及凡士林纱布。

2.患者、护理人员的准备及环境准备

护理人员向患者及其家属解释温水擦浴的目的、操作过程等相关知识,取得患者的配合,根据病情让患者取适宜卧位,必要时排尿。护理人员衣着整洁,修剪指甲,洗手,戴口罩。环境安静、安全、整洁、舒适。光线、温湿度适宜。护理人员关闭门窗,必要时准备屏风。

(三)评估

(1)评估患者的年龄、病情、体温、意识状况、语言表达能力、治疗情况、活动能力和合作程度。

（2）观察局部皮肤状况，如皮肤颜色、温度、完整性、有无感觉障碍、对冷热的敏感度。

（四）操作步骤

（1）确认患者了解病情，解除患者的紧张情绪，使患者有安全感。

（2）关闭门窗，预防患者受凉。

（3）松开床尾盖被，协助患者脱去上衣。必要时用屏风遮挡患者以保护隐私。

（4）把冰袋或冰帽置于患者的头部，把热水袋置于患者的足底。把热水袋置于足底能促进足底血管扩张，把冰袋或冰帽置于头部，有利于降温并防止头部充血，预防脑水肿发生，减轻患者的不适感。

（5）将浴巾垫于要擦拭部位的下方，把小毛巾放入温水中浸湿后，拧至半干，包裹于手上，使其成手套状，以离心方式擦拭，擦拭完毕，用大毛巾擦干皮肤。把浴巾垫于要擦拭部位的下方，防止床单被浸湿，保护床单位。如患者为隔离患者，按隔离原则进行操作。

（6）患者取仰卧位，脱去上衣。为患者擦拭双上肢，顺序为颈外侧、上臂外侧、手背、腋窝、上臂内侧、手心。

（7）患者取侧卧位。为患者擦拭腰背部，顺序为颈下肩部、背部、臀部，擦拭完毕，帮患者穿好衣服。对体表大血管流经的部位（颈部、腋窝、肘窝、手心、腹股沟、腘窝）适当延长擦拭时间，以促进散热，增强疗效。禁忌在胸前区、腹部、后颈、足底部擦浴。

（8）患者取仰卧位，脱去裤子。为患者擦拭双下肢，顺序为髂骨、大腿外侧、内踝、臀部、大腿后侧、腘窝、足跟，擦拭完毕，帮患者穿好裤子。擦拭时间一般控制在 200 分钟内。

（9）取出热水袋，密切观察患者的生命体征。

（10）擦浴 300 分钟后测试体温，体温降至 39 ℃以下时，取出头部冰袋。

（11）协助患者取舒适体位，整理床单位。

（12）处理用物，清洁、消毒用物后备用。

（13）洗手，记录。在体温单上注明物理降温。

（五）注意事项

（1）在给患者实施的过程中，护理人员应密切观察患者的反应（如寒战、面色、脉搏、呼吸异常），出现异常，应立即停止操作。

（2）胸前区、腹部、后颈、足底为禁忌擦浴的部位。

（3）擦浴 30 分钟后测量体温并记录,体温下降为降温有效。

（4）操作方法轻、稳、节力,保护患者的安全及隐私。

（5）注意保护患者的床单干燥,无水渍。

二、干热疗法

（一）目的
帮助患者提升体温,提高舒适度,缓解痉挛,减轻疼痛。

（二）准备
1.用物准备

治疗盘内:毛巾、手套 1 副、热水袋及一次性布套。

治疗盘外:盛水容器、热水。

2.患者、护理人员的准备及环境准备

护理人员向患者及其家属解释干热疗法的目的、操作过程等相关知识,取得患者的配合,根据病情让患者取适宜卧位,必要时排尿。护理人员衣着整洁,修剪指甲,洗手,戴口罩。环境安静、安全、整洁、舒适。光线、温湿度适宜。护理人员关闭门窗,必要时准备屏风。

（三）评估
（1）评估患者的年龄、病情、体温、意识状况、语言表达能力、治疗情况、活动能力和合作程度。

（2）观察局部皮肤状况,如皮肤颜色、温度、完整性、有无感觉障碍、对冷热的敏感度。

（四）操作步骤
（1）确认患者,了解病情,解除患者的紧张情绪,给患者安全感。关闭门窗,预防患者受凉。

（2）调配水温,对成人水温一般为 60～70 ℃,对昏迷、感觉迟钝、年老的、年幼的及循环衰竭患者,水温应控制在50 ℃以下。将调好温度的水灌入热水袋,体积为热水袋的 1/2～2/3,灌水过多,可使热水袋膨胀、变硬,柔软舒适感下降,且与皮肤接触的面积减少,热效应减小,疗效降低。

（3）排出袋内空气并拧紧塞子,防止影响热传导。用毛巾擦干热水袋,倒置,检查热水袋有无破损、漏水。

（4）将热水袋装入套内。必要时,布套外再用毛巾包裹,避免热水袋与患者皮肤直接接触发生烫伤。

(5)协助患者取舒适体位,暴露热敷部位,必要时用屏风遮挡,将热水袋放置在热敷部位。

(6)观察患者热敷的效果及反应(如有异常立即停止热疗),30分钟后,撤去热水袋(如为保温,可持续热敷,但应及时更换热水,水温不超过50℃)。倒空热水,倒挂热水袋至其晾干,吹入少量空气以防止粘连,夹紧塞子,将热水袋送洗、消毒后备用。

(7)协助患者躺卧舒适,整理床单位,洗手,记录热敷。部位、时间、效果和患者的反应情况等。

(五)注意事项

(1)有出血倾向、面部危险三角区感染、软组织损伤或48小时以内的扭伤,处于急性炎症期,严禁热敷。恶性病变部位严禁热敷。

(2)随时观察局部皮肤情况,特别是对意识不清、有语言障碍者。

(3)对使用热水袋保暖者,30分钟后检查水温情况,及时更换热水。

(4)控制水温,对成人水温为60~70℃,对昏迷者、老人、婴幼儿,水温应调至50℃以下。

(5)对热水袋应浸泡或熏蒸消毒,严禁高压消毒。

三、湿热疗法

(一)目的

湿热敷可促进血液循环、消炎、消肿、止痛。

(二)准备

1.用物准备

治疗盘内:一次性橡胶单、治疗巾、棉垫、防水巾、大于患处面积的敷布数块、长镊子2把、纱布数块、凡士林。

治疗盘外:水温计、盛有热水的容器及加热器。

2.患者、护理人员的准备及环境准备

护理人员向患者及其家属解释湿热疗法的目的、操作过程等相关知识,取得患者的配合,根据病情取让患者适宜卧位,必要时排尿。护理人员衣着整洁,修剪指甲,洗手,戴口罩。环境安静、安全、整洁、舒适。光线、温湿度适宜。护理人员关闭门窗,必要时准备屏风。

(三)评估

(1)评估患者的年龄、病情、体温、意识状况、语言表达能力、治疗情况、活动能力和合作程度。

(2)观察局部皮肤状况,如皮肤的颜色、温度、完整性,皮肤有无感觉障碍,皮肤对冷、热的敏感度。

(四)操作步骤

(1)协助患者取舒适体位,暴露患处,必要时以屏风遮挡,以保护患者的隐私。把凡士林涂于受敷部位,上面盖一层纱布,在受敷部位下方垫一次性橡胶单和治疗巾。

(2)将敷布浸入水温为 50～60 ℃的热水中浸透,用长镊子夹出,拧至半干,以不滴水为度。打开敷布,折叠后放于患处,上面盖防水巾及棉垫。

(3)根据环境温度 3～5 分钟更换一次敷布,一次持续 15～200 分钟,维持敷布的温度。可用热源加热盆内的水或及时调换盆内的热水,维持水温,若患者感觉过热时可掀起一角散热。

(4)观察患者局部皮肤的情况、全身反应,如有异常,立即停止湿热敷。

(5)湿热敷结束后,撤去敷布和纱布,擦去凡士林,用干毛巾擦干皮肤,撤去一次性橡胶单和治疗巾。

(6)协助患者舒适地躺卧,整理好床单位,洗手,记录热敷的部位、时间、效果和患者的反应。

(五)注意事项

(1)若患者湿热敷部位可承受压力,可将热水袋放置在敷布上,再盖以大毛巾,以维持温度。

(2)面部湿热敷者,应间隔 30 分钟后方可外出,以防感冒。

(3)湿热敷过程中注意局部皮肤的变化(如患者的皮肤感觉是否温暖、舒适,血液循环是否良好),防止烫伤。

(4)若湿热敷部位有伤口,应按无菌技术操作原则进行湿热敷,湿热敷后进行外科常规换药。

(5)操作方法轻、稳、节力,保护患者的安全,注意保持患者的床单干燥、无水渍。

第二节　氧　疗　法

一、目的

提高动脉血氧分压($PaCO_2$)和动脉血氧饱和度,增加动脉血氧含量,纠正各种因素导致的缺氧状态,促进组织的新陈代谢,维持机体的正常生命活动。

根据呼吸衰竭的类型及缺氧的严重程度,选择给氧方法和吸入氧分数。I型呼吸衰竭:PaO_2在$6.7\sim8.0$ kPa,$PaCO_2<6.7$ kPa,应给予中流量($2\sim4$ L/min)吸氧,吸入较高浓度的氧($>35\%$)。Ⅱ型呼吸衰竭:PaO_2在$5.3\sim6.7$ kPa,$PaCO_2$正常,间断给予高流量($4\sim6$ L/min)、高浓度($>50\%$)的氧,若$PaO_2>9.3$ kPa,应逐渐降低吸氧浓度,防止长期吸入高浓度氧而引起中毒。

供氧装置:有氧气筒和管道氧气装置两种。

给氧方法:鼻导管给氧、氧气面罩给氧及高压给氧。

氧气面罩给氧适于长期使用氧气,严重缺氧、神志不清、病情较重者。氧气面罩吸入氧分数最高可达90%,但由于无法及时喝水,患者常口腔干燥,沟通及谈话受限。而双侧鼻导管给氧则没有这些问题。鼻导管给氧方法又分单侧鼻导管给氧法和双侧鼻导管给氧法。

吸氧方式的选择:严重缺氧但无二氧化碳潴留者,宜采用面罩吸氧(吸入氧分数最高可达90%);缺氧伴有二氧化碳潴留者可用双侧鼻导管吸氧方法。

二、准备

(一)用物准备

1.治疗盘外

氧气装置1套,包括氧气筒(管道氧气装置无)、氧气流量表装置、扳手、用氧记录单、笔、安全别针。

2.治疗盘内

橡胶管、湿化瓶、无菌容器(盛有一次性双侧鼻导管或一次性吸氧面罩)、消毒玻璃接管、无菌持物镊、无菌纱布缸、治疗碗(盛有蒸馏水)、弯盘、棉签、胶布、松节油。

3.氧气筒

氧气筒顶部有一个总开关,控制氧气的进出。氧气筒颈部的侧面,有一个与氧气表相连的气门,是氧气自氧气瓶中输出的途径。

4.氧气流量表装置

装置由压力表、减压阀、安全阀、流量表和湿化瓶组成。压力表用于测量氧气筒内的压力。减压阀是一种自动弹簧装置,将氧气筒流出的氧压力减至 $2\sim3$ kg/cm^2(0.2～0.3 MPa),使流量平稳。当氧流量过大、压力过高时,安全阀内部活塞自行上推,过多的氧由四周小孔流出,确保安全。流量表用于测量每分钟氧气的流量,从流量表内有浮标上端平面所指的刻度可知每分钟氧气的流出量。湿化瓶内盛 1/3～1/2 的蒸馏水、凉开水、20%～30%的酒精(急性肺水肿患者吸氧时用,可降低肺泡内泡沫的表面张力,使泡沫破裂,扩大气体和肺泡壁接触的面积,使气体易于弥散,改善气体交换功能)。将通气管浸入水从中,将湿化瓶的出口与鼻导管或面罩相连,湿化氧气。

5.装表

把氧气筒放在氧气筒架上,打开总开关,放出少量氧气,快速关上总开关,此为吹尘(为防止氧气瓶上的灰尘被吹入氧气表内)。然后将氧气表向后稍微倾斜,置于气阀上,用手初步旋紧、固定,然后再用扳手旋紧螺帽,使氧气表立于氧气筒旁,按湿化瓶,检查氧气装置是否漏气,氧气输出是否通畅后,关闭流量表开关,将氧气装置推至病床旁备用。

(二)患者、护理人员的准备及环境准备

患者了解吸氧目的、方法、注意事项及配合要点,取舒适体位,调整情绪。护理人员应衣帽整齐,修剪指甲,洗手,戴口罩。环境安静、整洁,光线、温湿度适宜。护理人员确保氧气装置远离火源。

三、操作步骤

(1)携用物至病床旁,再次核对患者。

(2)用湿棉签清洁患者的鼻腔,清除鼻腔分泌物。

(3)连接鼻导管及湿化瓶的出口。调节氧流量,对轻度缺氧者氧流量为 1～2 L/min,对中度缺氧者氧流量为 2～4 L/min,对重度缺氧者氧流量为 4～6 L/min,氧气筒内的氧气流量＝氧气筒容积(L)×压力表指示的压力(kg/cm^2)。

(4)将鼻导管插入患者的双侧鼻孔约 1 cm,将鼻导管环绕患者的耳部向下放置,动作要轻柔,避免损伤黏膜,根据情况调整长度。

(5)停止用氧时,首先取下鼻导管(避免误操作引起肺组织损伤),安置患者于舒适体位。

(6)关流量表开关,关氧气筒总阀,再开流量表开关,放出余气,再关流量表开关。

(7)处理用物,预防交叉感染。

(8)记录停止用氧的时间及效果。

四、注意事项

(1)用氧时认真做好四防:防火、防震、防热、防油。

(2)禁用带油的手进行操作,禁止在氧气装置的螺旋口上油。

(3)不能用完氧气筒内的氧气,压力表指针所指的数字应>5 kg/cm^2 (0.5 MPa)。

(4)防止灰尘进入氧气瓶,避免充氧时发生爆炸。

(5)对长期、高浓度吸氧者,观察其有无胸骨后烧热感、干咳、恶心、呕吐、烦躁及进行性呼吸困难加重等氧中毒现象。

(6)长期吸氧,吸氧浓度应<40%。氧气浓度与氧流量的关系:吸氧浓度(%)=21+4×氧流量(L/min)。

第三节 雾 化 吸 入

一、操作目的

(1)用于止咳、平喘,帮助患者解除支气管痉挛。

(2)改善肺通气功能。

(3)湿化气道。

(4)预防和控制呼吸道感染。

二、操作流程

(一)评估

(1)评估患者的心理状态、合作程度。

(2)评估患者对氧气雾化吸入法的认识。

(3)评估环境、患者对用氧安全的认识。

(二)准备

(1)按需备齐用物,根据医嘱备药。

（2）环境：防火、防油、防热、防震。

（3）查对，解释。

（三）实施雾化

（1）患者取坐位、半坐卧位。

（2）护理人员将氧气雾化吸入器与氧气瓶连接，调节氧气流量（8～10 L/min），检查出雾情况。

（3）护理人员协助患者将喷气管含入口中并嘱其紧闭双唇、深慢呼吸。

（四）处理

（1）吸毕，取下雾化器，关闭氧气瓶开关，擦净患者的面部，询问其感觉，帮助其采取舒适卧位。

（2）观察记录：雾化吸入的情况。

（3）用物：妥善清理，归原位。

三、操作关键环节提示

（1）每次雾化吸入时间不应超过20分钟，如用液体过多，应计入液体总入量内。若液体用量过大有引起肺水肿或水中毒的可能。

（2）有增加呼吸道阻力的可能。雾化吸入几小时后，患者的呼吸困难反而加重，原因除了肺水肿外，还可能是气道分泌物液化、膨胀，而使阻塞加重。

（3）预防呼吸道再感染。因雾滴可带细菌入肺泡，故有可能继发革兰阴性杆菌感染，不但要加强口、鼻、咽的卫生护理，还要注意雾化器、室内空气和各种医疗器械的消毒。

（4）患者长期做雾化吸入治疗，所用雾化量必须适中。如果湿化过度，可致痰液增多，危重患者神志不清或咳嗽反射减弱时，常因不能及时地咳出痰而使病情恶化甚至死亡。如果湿化不够，则很难达到治疗目的。

（5）注意防止药物吸收引起的不良反应或毒性作用。

（6）长期使用生理盐水雾化吸入，会因吸收过多的钠而诱发或加重心力衰竭。

（7）应垂直拿雾化器，用面罩罩住口鼻或用口含嘴，在吸入的同时应深吸气，使药液充分到达支气管和肺内。

（8）把氧流量调至4～5 L/min，请不要擅自调节氧流量，禁止在有氧环境附近吸烟或燃明火。

（9）雾化前半小时，患者尽量不进食，避免雾化吸入过程中因气雾刺激而呕吐。

(10)每次雾化完,患者要及时洗脸或用湿毛巾抹干净口、鼻部留下的雾珠,防止残留雾滴刺激口鼻部的皮肤而引起皮肤过敏或受损。

(11)每次雾化完,要协助患者饮水或漱口,防止口腔黏膜二重感染。

第四节 排 痰 法

一、目的

(1)利用各种方法及设备帮助患者排出痰液。

(2)保持患者的呼吸道通畅,避免痰液淤积,预防感染,减少术后并发症。

二、评估

(一)评估患者

(1)评估患者的意识、咳痰能力、影响咳痰的因素和合作程度。

(2)评估痰液的颜色、性质、量和气味,与体位的关系。

(3)评估肺部呼吸音的情况。

(4)评估患者有无胸闷、气促、呼吸困难、发绀,有无气管移位等,判断缺氧程度。

(二)评估环境

评估环境是否安静、整洁、宽敞、明亮。

三、操作前准备

护理人员仪表整洁,符合要求,洗手,戴口罩。

四、操作程序

(1)两名护理人员核对医嘱。核对患者的床号、姓名、病历号和腕带上的信息(请患者自己说出床号和姓名)。

(2)有效咳嗽。①协助患者取正确体位,上身微向前倾。②指导患者缓慢深呼吸数次后,深吸气至膈肌完全下降,屏气数秒,然后进行2~3次短促、有力的咳嗽,缩唇将余气尽量呼出,循环做2~3次,休息或正常呼吸几分钟后可再重新开始。

（3）叩击或震颤法。①在餐前 30 分钟或餐后 2 小时进行。②根据患者的病变部位采取相应的体位。③避开乳房、心脏和骨突（脊椎、胸骨、肩胛骨）部位。④叩击法：叩击时五指并拢呈空杯状，利用腕力从肺底由下向上、由外向内，快速、有节奏地叩击患者的胸背部。⑤震颤法：双手交叉重叠，按在胸壁部，配合患者呼气而上下震颤、振动加压。

（4）体位引流。①餐前 1～2 小时或餐后 2 小时进行。②根据患者的病灶部位和患者的耐受程度选择合适的体位。病灶部位为肺上叶，宜取半卧位；病灶部位为肺中叶，取仰卧或健侧卧位；病灶部位为肺下叶，取俯卧位。③每天体位引流 2 次，每次 15～20 分钟。引流顺序：先上叶，后下叶。若有两个以上炎性部位，应引流痰液较多的部位。④引流过程中密切观察病情的变化，出现心律失常、血压异常等并发症时，立即停止引流，及时处理。⑤辅以有效地咳嗽或胸部叩击或震颤，及时、有效地清除痰液。

五、注意事项

（1）注意保护胸、腹部的伤口，合并气胸、肋骨骨折时禁做叩击。

（2）根据患者的体型、营养状况、耐受程度，合理选择有效排痰的方法，叩击方式、时间和频率。神志清醒，能够配合，痰多、黏稠而不易咳出和术后患者可以首选有效咳嗽方法。有支气管和/或肺疾病并且有大量痰液者可以配合体位引流方法。长期卧床，痰液黏稠、不易咳出和长期建立人工气道的患者可以配合叩击震颤方法。对病情危重、年老体弱、神志不清、建立人工气道等不能进行有效咳嗽的患者，选择吸痰术进行排痰（详见吸痰技术操作）。

（3）操作过程中密切观察患者的意识及生命体征的变化。

第五节　吸　痰　法

一、目的

清除患者呼吸道的分泌物，保持呼吸道通畅。

二、评估

（一）评估患者

（1）评估患者的病情、意识状态和合作程度。

（2）评估患者的呼吸状况、吸氧流量及口、鼻腔的情况。

（3）评估患者呼吸道分泌物的量、黏稠度。

（4）评估患者肺部的情况。

（二）评估环境

评估环境是否安静、整洁、宽敞、明亮。

三、操作前准备

（一）护理人员的准备

仪表整洁，符合要求。洗手，戴口罩。

（二）物品准备

在治疗车上层放置清洁盘（盘内放一次性吸痰管 2 根）、听诊器、生理盐水 250 mL、手电筒、无菌棉签、小水杯 1 个、治疗巾（折叠并固定于床边）、吸痰用长引流管。根据病情需要准备压舌板 1 个、开口器 1 个、口咽通气道 1 个、快速手消毒剂。以上物品要符合要求，均在有效期内。在治疗车下层放置医疗废物桶、生活垃圾桶、装有含有效氯 500 mg/L 的消毒液的桶。

四、操作程序

（1）两名护理人员核对医嘱。核对患者床号、姓名、病历号和腕带（请患者自己说出床号和姓名）。

（2）协助患者取得合适体位。

（3）取棉签，蘸取小水杯内的生理盐水，清洁一侧鼻腔。

（4）检查患者的口腔，若有活动义齿就取下。

（5）打开负压吸引开关，反折长引流管，检查吸痰器压力（吸痰器负压指针应指在 0.02～0.04 MPa），使吸痰器处于完好状态。

（6）打开一次性吸痰管的外包装，取出无菌手套，展开无菌手套，将右手伸入无菌手套内，将垫纸置于患者的胸前（注意不要污染手套）。

（7）取出吸痰管，缠于右手上，将外包装弃于生活垃圾桶内。连接吸痰管与负压吸引器，试吸通畅。

（8）左手拇指抬起，使负压处于关闭状态，将吸痰管插入鼻腔，插管深度要适宜。打开负压，间断给予负压，吸痰时轻轻左右旋转并上提吸痰管（在痰液存留处可稍延长时间），吸净痰液，但每次吸引时间＜15 秒。

（9）吸痰过程中嘱患者咳嗽，并随时观察病情的变化，同时观察痰液（颜色、性质、量），判断吸痰效果。

（10）经口腔吸痰时,嘱患者张口,必要时使用口咽通气道或压舌板。对昏迷患者可以使用开口器帮助其张口。吸痰方法与对清醒患者的方法相同。

（11）吸痰后再次观察患者的生命体征,清洁口鼻及面部,帮助患者恢复舒适体位。

（12）吸痰后用生理盐水或含有效氯 500 mg/L 的消毒液冲洗吸痰管,将吸痰管盘于右手,连同患者胸前的垫纸及手套一并弃于医疗废物桶内。

（13）用快速手消毒剂给双手消毒,将治疗车推至一旁备用。

（14）洗手,填写护理记录单。

五、注意事项

（1）遵守无菌操作原则,插管动作轻柔、敏捷。

（2）吸痰前、后应当给予高流量吸氧。每次吸痰时间不宜超过 15 秒,如痰液较多,需要再次吸引,应间隔 3～5 分钟,患者耐受后再进行。1 根吸痰管只能使用 1 次。

（3）如患者的痰液黏稠,可以配合叩背、雾化吸入、体位引流等胸部物理治疗方法稀释痰液。患者出现缺氧症状(如发绀、心率下降)时,应当立即停止吸痰。

第六节　鼻　饲　法

一、目的

对病情危重、昏迷、不能经口摄食或不愿正常摄食的患者,通过胃管供给患者所需的营养、水分和药物,维持机体代谢平衡,保证蛋白质和热量的供给需求,维持和改善患者的营养状况。

二、准备

(一)物品准备

治疗盘内:一次性无菌鼻饲包一套(硅胶胃管 1 根、弯盘 1 个、压舌板 1 个、50 mL 注射器 1 具、润滑剂、镊子 2 把、治疗巾 1 条、纱布 5 块),治疗碗 2 个,弯血管钳 1 把,棉签适量,听诊器 1 副,鼻饲流质液(38～40 ℃)200 mL,温开水适量,手电筒 1 个,调节夹 1 个(夹管用),松节油,漱口液,毛巾。对慢性支气管炎的患者视情况准备镇静剂、氧气。

治疗盘外:安全别针1个、夹子或橡皮圈1个、卫生纸适量。

(二)患者、护理人员的准备及环境准备

患者了解鼻饲的目的、方法、注意事项及配合要点,调整情绪。护理人员指导或协助患者摆好体位。护理人员应衣帽整齐,修剪指甲,洗手,戴口罩。环境安静、整洁,光线、温度、湿度适宜。

三、评估

(1)评估患者的病情、治疗情况、意识、心理状态及合作程度。

(2)评估患者鼻腔的状况,有无鼻中隔偏曲、息肉,鼻黏膜有无水肿、炎症等。

四、操作步骤

(1)确认患者并了解病情,向患者解释鼻饲的目的、过程及方法。

(2)备齐用物,携至床旁,核对床头卡、医嘱、饮食卡,核对流质饮食的种类、量、性质、温度、质量。

(3)患者如有义齿、眼镜,应协助其取下,妥善存放。防止义齿脱落,被误吞入食管或义齿落入气管而引起窒息。插管时刺激可致流泪,取下眼镜便于擦除眼泪。

(4)取半坐位或坐位,可减轻胃管通过咽喉部时引起的咽反射,利于胃管插入。无法坐起者取右侧卧位,给昏迷患者取去枕平卧位,头向后仰可避免胃管误入气管。

(5)将治疗巾围在患者的颌下,保护患者的衣服和床单,将弯盘、毛巾放置于易取处。

(6)观察鼻孔是否通畅,黏膜有无破损,清洁鼻腔,选择通畅的一侧以便于插管。

(7)准备胃管,测量胃管插入的长度,对成人插入长度为45~55 cm,一般取发际至胸骨剑突处或鼻尖经耳垂至胸骨剑突处,并做标记。倒少许润滑剂于纱布上,润滑胃管前段10~20 cm处,减少插管时的摩擦阻力。

(8)左手持纱布托住胃管,右手持镊子,夹住胃管的前端,沿选定侧鼻孔缓缓插入,插管时动作轻柔,勿使镊子的前端触及鼻黏膜,以防损伤。当胃管插入10~15 cm通过咽喉部时,如患者清醒,指导其做吞咽动作及深呼吸,随患者做吞咽动作及深呼吸顺势将胃管向前推进,直至标记处。如患者昏迷,将患者的头部托起,使下颌靠近胸骨柄,可增大咽喉部通道的弧度,便于胃管顺利通过,再缓缓插入胃管至标记处。若插管时患者恶心、呕吐感持续,持手电筒、压舌板检查口腔咽喉部有无胃管盘曲卡住。如患者有呛咳、发绀、喘息、呼吸困难等误入气管现象,应立即拔管。在患者休息后再插。

(9)确认胃管在胃内,用胶布将胃管交叉,固定于鼻翼和面颊部。验证胃管在胃内的3种方法:①打开胃管的末端胶塞,连接注射器于胃管末端抽吸,抽出胃液即可证实胃管在胃内。②置听诊器于患者的胃区,快速经胃管向胃内注入10 mL空气,同时在胃部听到气过水声,即表示胃管已插入胃内。③将胃管的末端置于盛水的治疗碗内,无气泡溢出。

(10)灌食:连接注射器于胃管的末端,先回抽,见有胃液,再注入少量温开水,可润滑管壁,防止喂食溶液黏附于管壁,然后缓慢灌注鼻饲液或药液等。鼻饲液温度为38~40 ℃,每次鼻饲量不应超过200 mL,间隔时间不少于2小时,应分别灌入新鲜果汁与奶液,防止凝块产生。鼻饲结束后,再次注入温开水20~30 mL冲洗胃管,避免鼻饲液积存于管腔中而变质,造成胃肠炎或堵塞管腔。鼻饲过程中,避免注入空气,以防造成腹胀。

(11)胃管的末端胶塞:塞上如无胶塞可反折胃管末端,用纱布包好,用橡皮圈系紧,用别针将胃管固定于大单、枕旁或患者的衣领处,防止灌入的食物反流和胃管脱落。

(12)协助患者清洁口腔、鼻孔,整理床单位,嘱患者维持原卧位20~30分钟,防止发生呕吐,促进食物消化、吸收。对长期鼻饲者应每天进行口腔护理。

(13)整理用物,并清洁、消毒以备用。应每天更换鼻饲用物并给其消毒,协助患者擦净面部,取舒适卧位。

(14)洗手,记录。记录插管时间、鼻饲液的种类和量及患者反应等。

五、拔管

停止鼻饲或长期鼻饲需要更换胃管时进行拔管。

(1)选择末次鼻饲结束时拔管,携用物至床前,说明拔管的原因。

(2)置弯盘于患者的颌下,夹紧胃管的末端,放于弯盘内,防止拔管时液体反流,胃管内残留液体滴入气管。揭去固定胶布,用松节油擦去胶布的痕迹,再用清水擦洗。

(3)嘱患者深呼吸,在患者缓缓呼气时稍快地拔管,到咽喉处快速拔出。

(4)将胃管放入弯盘中,移出患者的视线,避免患者产生不舒服的感觉。

(5)清洁患者的面部、口腔及鼻腔,帮助患者漱口,取舒适卧位。

（6）整理床单位，清理用物。

（7）洗手，记录拔管时间和患者的反应。

六、注意事项

（1）应将药片充分研碎，全部溶解后方可灌注。灌注多种药物时，应将药物分开灌注，注入每种药物之前用少量温开水冲洗一次，注意药物配伍禁忌。

（2）插胃管时护理人员与患者进行有效沟通，减轻患者的紧张度。

（3）插管动作要轻、稳，尤其是通过食管的 3 个狭窄部位时（环状软骨水平处、平气管分叉处、食管通过膈肌处）要防止损伤食管黏膜。

（4）每次鼻饲前应检查胃管是否在胃内及是否通畅，并用少量温开水冲管后方可进行喂食，鼻饲完毕，再次注入少量温开水，防止鼻饲液凝结。注入鼻饲液的速度要缓慢，以免引起患者不适。

（5）鼻饲液应现配现用，已配制好的暂不用时，应放在 4 ℃ 以下的冰箱内保存，保证 24 小时内用完，防止长时间放置后变质。

（6）对长期鼻饲者应每天进行两次口腔护理，并定期更换胃管，对普通胃管每周更换一次，对硅胶胃管每月更换一次，对聚氨酯胃管 2 个月更换一次。若更换胃管，应于当晚最后一次喂食后拔出，翌日早晨从另一侧鼻孔插入胃管。

（7）每次灌注前或间隔 4～8 小时应抽胃内容物，检查胃内残留物的量。如残留物的量大于灌注量的 50％，说明胃排空时间延长，应告知医师采取措施。

第七节 导 尿 术

一、目的

（1）为尿潴留患者解除痛苦，使尿失禁患者保持会阴清洁、干燥。

（2）收集无菌尿标本，进行细菌培养。

（3）避免盆腔手术时误伤膀胱，为危重、休克患者正确记录尿量，测尿比重提供依据。

（4）检查膀胱的功能，测膀胱的容量、压力及残余尿量。

（5）区别尿闭和尿潴留，以明确肾功能不全或排尿功能障碍。

（6）诊断及治疗膀胱和尿道的疾病，如进行膀胱造影或对膀胱肿瘤患者进行化疗。

二、准备

(一)物品准备

治疗盘内:橡皮圈1个,别针1枚,备皮用物1套,一次性无菌导尿包1套(治疗碗2个、弯盘、根据患者的年龄选择的双腔气囊导尿管、弯血管钳2把、镊子2把、装有若干个棉球的小药杯、液状石蜡棉球瓶1个、洞巾1块),弯盘1个,一次性手套1双,无菌手套1双,空药杯1个,0.1%苯扎溴铵(新洁尔灭)或0.1%氯己定等消毒溶液,无菌持物钳及无菌容器1套,对男患者另备无菌纱布2块。

治疗盘外:小橡胶单和治疗巾1套(或一次性治疗巾),便盆及便盆巾。

(二)患者、护理人员的准备及环境准备

患者了解导尿的目的、方法、注意事项及配合要点。护理人员帮助患者取仰卧屈膝位,调整情绪,指导或协助患者清洗外阴,准备便盆。护理人员应衣帽整齐,修剪指甲,洗手,戴口罩。环境安静、整洁,光线、温度、湿度适宜。护理人员关闭门窗,准备屏风或隔帘。

三、评估

(1)评估患者的病情、治疗情况、意识、心理状态及合作程度。

(2)评估患者排尿功能异常的程度,膀胱充盈度及会阴部皮肤、黏膜的完整性。

四、操作步骤

将用物推至患者处,核对患者的床号、姓名,向患者解释导尿的目的、方法、注意事项及配合要点。消除患者的紧张和窘迫,以取得合作。①用屏风或隔帘遮挡患者,保护患者的隐私,使患者精神放松。②帮助患者清洗外阴部,减少逆行尿路感染的机会。③检查导尿包的日期,是否严密、干燥,确保物品的无菌性。④根据男性和女性尿道的解剖特点执行不同的导尿术操作。

(一)对男性患者实施导尿术的操作步骤

(1)操作者位于患者的右侧,帮助患者取仰卧屈膝位,脱去患者的对侧的裤腿,将其盖在近侧腿上,将对侧下肢和上身用盖被盖好,使患者的两腿略外展,暴露外阴部。

(2)将一次性橡胶单和治疗巾垫于患者的臀下,将弯盘放于患者的臀部,拿内盛若干个棉球的小药杯。

(3)左手戴手套,用纱布裹住阴茎前1/3,将阴茎提起,右手持镊子夹消毒棉球按阴茎后2/3部-阴阜-阴囊暴露面的顺序消毒。

(4)用无菌纱布包裹消毒过的阴茎后2/3部-阴阜-阴囊暴露面,给阴茎前1/3消毒,并将包皮向后推,换另一把镊子夹消毒棉球给尿道口消毒,向外螺旋式擦拭龟头-冠状沟-尿道口数次。包皮和冠状沟易藏污,应彻底消毒,预防感染。把污棉球置于弯盘内,把弯盘移至床尾。

(5)在患者两腿间打开无菌导尿包,用持物钳夹浸过消毒液的棉球于药杯内。

(6)戴无菌手套,铺洞巾,使洞巾与包布内面形成无菌区域。嘱患者勿移动肢体,保持体位,以免污染无菌区。

(7)按操作顺序排列好用物,用镊子取液状石蜡棉球,润滑导尿管的前端。

(8)左手用纱布裹住阴茎并提起,使之与腹壁呈60°,使耻骨前弯消失,便于插管。将包皮向后推,右手用镊子夹取浸过消毒液的棉球,按顺序给尿道口、龟头、冠状沟、尿道口消毒数遍,每个棉球只可用一次,禁止重复使用,确保消毒部位不受污染。将污棉球置于弯盘内,右手将弯盘移至床尾无菌区域的边缘,便于操作。

(9)左手固定阴茎,右手将治疗碗置于洞巾口旁。男性尿道长而且又有3个狭窄处,当插管受阻时,应停片刻,嘱患者深呼吸,减轻尿道括约肌的紧张程度,再徐徐插入导尿管,切忌用力过猛而损伤尿道。

(10)用另一只血管钳夹持导尿管的前端,对准尿道口轻轻插入20~22 cm,见尿液流出后,再插入约2 cm,将尿液引流入治疗碗(第一次放尿不超过1 000 mL,防止大量放尿,腹腔内压力急剧下降,血液大量滞留腹腔血管内,血压下降及膀胱内压突然降低,导致膀胱黏膜急剧充血,发生血尿)。

(11)治疗碗内尿液盛2/3满后,可用血管钳夹住导尿管的末端,将尿液导入便盆内,再打开导尿管继续放尿。注意询问患者的感觉,观察患者的反应。

(12)导尿完毕,夹住导尿管的末端,轻轻拔出导尿管,避免损伤尿道黏膜。撤下洞巾,擦净外阴,脱去手套,将其置于弯盘内,撤出一次性橡胶单和治疗巾,将其置于治疗车的下层。协助患者穿好裤子,整理床单位。

(13)整理用物。

(14)洗手,记录。

(二)对女性患者实施导尿术的操作步骤

(1)操作者位于患者的右侧,帮助患者取仰卧屈膝位,脱去患者对侧的裤腿,

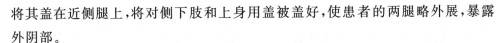

将其盖在近侧腿上,将对侧下肢和上身用盖被盖好,使患者的两腿略外展,暴露外阴部。

(2)将一次性橡胶单和治疗巾垫于患者的臀下,将弯盘放于患者的臀部,拿内盛若干个棉球的小药杯。

(3)左手戴手套,右手持血管钳夹取消毒棉球做外阴初步消毒,按由外向内、自上而下的顺序,依次给阴阜、两侧大阴唇消毒。

(4)左手分开大阴唇,换另一把镊子按顺序给大小阴唇之间的部位-小阴唇-尿道口-尿道口至肛门的部位消毒,减少逆行感染的机会。将污棉球置于弯盘内,消毒完毕,脱下手套并将其置于弯盘内,将污物放置于治疗车的下层。

(5)在患者两腿间打开无菌导尿包,用持物钳夹浸过消毒液的棉球于药杯内。

(6)戴无菌手套,铺洞巾,使洞巾与包布内面形成无菌区域。嘱患者勿移动肢体,保持体位,以免污染无菌区。

(7)按操作顺序排列好用物,用镊子取液状石蜡棉球,润滑导尿管的前端。

(8)左手拇指、示指分开并固定小阴唇,右手持持物钳夹取消毒棉球,按由内向外、自上而下的顺序给两侧小阴唇、尿道口消毒,对尿道口处要重复消毒一次,把污棉球及持物钳置于弯盘内,右手将弯盘移至床尾无菌区域的边缘,便于操作。

(9)右手将治疗碗移至洞巾旁,嘱患者张口呼吸,用另一只弯血管钳夹持导尿管,对准导尿口轻轻插入尿道 4~6 cm,见尿液后再插入 1~2 cm。

(10)左手松开小阴唇,下移并固定导尿管,将尿液引入治疗碗。注意询问患者的感觉,观察患者的反应。

(11)导尿完毕,夹住导管的末端,轻轻拔出导尿管,避免损伤尿道黏膜。撤下洞巾,擦净外阴,脱去手套,将其置于弯盘内,撤出一次性橡胶单和治疗巾,将其置于治疗车的下层。协助患者穿好裤子,整理床单位。

(12)整理用物。

(13)洗手,记录。

五、注意事项

(1)向患者及其家属解释留置导尿管的目的和护理方法,使其认识到预防泌尿道感染的重要性,并主动参与护理。

(2)保持引流通畅,避免导尿管扭曲、堵塞,造成引流不畅。

（3）防止泌尿系统逆行感染。

（4）患者每天摄入足够的液体，每天尿量维持在 2 000 mL 以上，达到自然冲洗尿路的目的，以减少尿路感染和结石的发生。

（5）保持尿道口清洁，对女患者用消毒棉球擦拭外对阴及尿道口，如分泌物过多，可用 0.02% 的高锰酸钾溶液冲洗，再用消毒棉球擦拭外阴及尿道口。对男患者用消毒棉球擦拭尿道口、阴茎头及包皮，1～2 次/天。

（6）每周定时更换集尿袋 1 次，定时排空集尿袋，并记录尿量。

（7）每月定时更换导尿管 1 次。

（8）采用间歇性夹管的方式，训练膀胱的反射功能。关闭导尿管，4 小时开放 1 次，使膀胱定时充盈和排空，促进膀胱功能的恢复。

（9）患者离床活动时，护理人员应用胶布将导尿管远端固定在患者的大腿上，集尿袋不得超过膀胱的高度，防止尿液逆流。

（10）协助患者更换体位，倾听患者主诉，并观察尿液的性状、颜色和量。每周检查一次尿常规，若发现尿液混浊、沉淀、有结晶，应做膀胱冲洗。

第八节　灌　肠　术

一、目的

（1）刺激肠蠕动，软化和清除粪便，排出肠内积气，减轻腹胀。

（2）清洁肠道，为手术、检查和分娩做准备。

（3）稀释和清除肠道内有害物质，减轻中毒程度。

（4）为高热患者降温。

灌肠术根据灌肠的目的不同分为保留灌肠和不保留灌肠。不保留灌肠按灌入液体量的不同分大量不保留灌肠和小量不保留灌肠（小量不保留灌肠适用于危重患者、老年体弱者、小儿、孕妇等）。

二、准备

（一）物品准备

治疗盘内：灌肠筒、按医嘱准备的灌肠液、一次性手套 1 双、剪刀（用开塞露时）1 把、弯盘 1 个、卫生纸、血管钳、纱布 1 块。

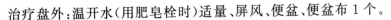

治疗盘外:温开水(用肥皂栓时)适量、屏风、便盆、便盆布1个。

(二)患者、护理人员的准备及环境准备

患者了解灌肠的目的、方法、注意事项及配合要点。护理人员帮助患者取侧卧屈膝位,调整情绪,指导或协助患者清洗肛周,准备便盆。护理人员应衣帽整齐,修剪指甲,洗手,戴口罩。环境安静、整洁,光线、温度、湿度适宜。护理人员关闭门窗,准备屏风或隔帘,保护患者的隐私,消除其紧张、恐惧心理,取得合作。

三、评估

(1)评估患者的病情、治疗情况、意识、心理状态及合作程度。

(2)评估患者的腹胀情况、肛周皮肤和黏膜的完整性。

四、操作步骤

(1)关闭门窗,用屏风遮挡患者,保护患者的隐私。

(2)操作者可帮助患者取左侧卧位,双腿屈曲,背向操作者,暴露肛门,便于操作。

(3)让患者把臀部移至床沿,在其臀下铺一次性尿垫,保持床单清洁,把便盆放置在床旁。

(4)将弯盘置于臀部旁,用血管钳关闭灌肠筒的胶管,倒灌肠液于筒内,将灌肠筒悬挂于输液架上,灌肠筒内的液面与肛门的距离不超过30 cm。

(5)将玻璃接头一头连接肛管,另一头连接灌肠筒的胶管。

(6)戴一次性手套,一只手分开肛门,暴露肛门口,嘱患者张口呼吸,使患者放松以便于插管,另一只手将肛管轻轻旋转,插入肛门,沿着直肠壁进入直肠7～10 cm。

(7)固定肛管,打开血管钳,缓缓注入灌肠液,速度不可过快,以防刺激肠黏膜,出现排便。

(8)用血管钳关闭灌肠筒的胶管,一只手持卫生纸紧贴肛周下沿,防止灌肠液流出,另一只手将肛管轻轻拔出,置于弯盘内。

(9)擦净肛周,协助患者取舒适卧位,嘱患者让灌肠液在体内保留10～20分钟再排便。

(10)清理用物。

(11)协助患者排便,整理床单位。洗手,记录。

五、注意事项

(1)灌肠液温度控制在38 ℃,温度过高可损伤肠黏膜,温度过低可引起肠痉挛。

（2）灌肠时如遇患者有便意、腹胀，嘱患者做深呼吸，让灌肠液在体内尽量保留 10～20 分钟再排便。

（3）消化道出血、急腹症、严重心血管疾病患者和妊娠者禁忌灌肠。

六、相关护理方法

（一）人工取便术

（1）操作者可帮助患者取左侧卧位，双腿屈曲，背向操作者，暴露肛门，便于操作。

（2）在患者的臀下铺一次性尿垫以保持床单清洁，把便盆放置在床旁。

（3）戴一次性手套，在右手示指端倒 1～2 mL 2％的利多卡因，插入肛门停留 5 分钟。利多卡因对肛管和直肠起麻醉作用，能减少刺激，减轻疼痛。

（4）嘱患者张口呼吸，将手指轻轻旋转插入肛门，沿着直肠壁进入直肠。

（5）手指轻轻摩擦，松弛粪块，取出粪块，放入便盆，重复数次，直至取净，动作轻柔，避免损伤肠黏膜或引起肛周水肿。

（6）取便过程中注意观察患者的生命体征和反应，如发现面色苍白、出汗、疲惫等表现，应暂停，让患者休息片刻，若患者的心率明显改变，应立即停止操作。

（7）操作结束，清洗肛门和臀部并擦干，病情许可时可行热水坐浴，可促进局部血液循环，减轻疼痛，防止病原微生物传播。

（8）整理消毒用物，洗手并记录。

（9）注意事项：有肛门黏膜溃疡、肛裂及肛门剧烈疼痛者禁用此法。

（二）便秘的护理

（1）正确引导患者，安排合理膳食结构。

（2）协助患者适当增加运动量。

（3）让患者养成良好的排便习惯。

（4）在患者的腹部进行环形按摩，通过按摩腹部，刺激肠蠕动，促进排便。方法：用右手或双手叠压稍微按压腹部，自右下腹盲肠部开始，依结肠蠕动的方向，经升结肠、横结肠、降结肠、乙状结肠做环形按摩，或在乙状结肠部，由近心端向远心端做环形按摩，每次 5～10 分钟，每天 2 次。按摩可由护士操作或护士指导患者自己进行。

（5）遵医嘱给予口服缓泻药物，禁忌长期使用，以免患者产生依赖性而失去正常的排便功能。

（6）简便通便术包括通便剂通便术和人工取便术，是患者及其家属经过护士指导，可完成的一种简单、易行、经济、有效的护理技术。常用的通便剂有开塞露（由50％的甘油或少量山梨醇制成），甘油栓（由甘油和硬脂酸制成，为无色透明或半透明栓剂，呈圆锥形，需冷藏储存），肥皂栓（普通肥皂被削成底部直径为1 cm、长为3～4 cm的圆锥形栓剂）。通便剂具有吸收水分、软化粪便、润滑肠壁、刺激肠蠕动的作用。人工取便术是用手指插入直肠，破碎并取出嵌塞粪便的方法，常在粪便嵌塞的患者采用灌肠等通便术无效时使用，以解除患者的痛苦。

第九节　防护技术

一、对接触传播的防护

（一）目的

使医务人员避免接触感染性因子。

（二）适用对象

适用对象为治疗、护理有肠道感染、多重耐药菌感染、皮肤感染等接触性传播疾病的患者的医务人员；接触患者的体液、分泌物、排泄物的人员。

（三）防护用品

防护用品有工作服、工作裤、工作鞋、工作帽、医用口罩、医用手套或橡胶手套、隔离衣。必要时准备防护服、鞋套、护目镜或防护面罩。

（四）个人准备

着装整洁，洗手，戴帽子、口罩。

（五）防护要求

（1）接触隔离患者的血液、体液、分泌物、排泄物时，应戴手套；手上有伤口时应戴双层手套。

（2）进入隔离病室，从事可能污染工作服的操作时，加穿隔离衣。

（3）接触甲类传染病患者前加穿防护服，离开病室前，脱去防护服。按医疗废物管理要求处置防护服。

（4）接触污染物品后，离开隔离病室前摘除手套，洗手和/或进行手消毒。

（5）离开隔离病室前，脱下隔离衣，按要求悬挂，每天更换、清洗隔离衣，为其消毒;或使用一次性隔离衣,用后对其按医疗废物管理进行处置。

(六)防护流程

1.医务人员进入诊室或病房的流程

(1)经医务人员通道进入清洁区→进入医务人员更衣室→更换工作服、工作鞋,戴帽子、口罩→穿隔离衣/防护服→戴手套→进入诊室或病房。

(2)接触甲类传染病加穿防护服,穿鞋套,戴双层手套。进行可能产生喷溅的诊疗操作前,戴防护目镜或防护面罩。

2.医务人员离开诊室或病房的流程

摘手套→解开隔离衣的腰带和袖带→洗手和/或手消毒→解开隔离衣的领带→脱隔离衣/防护服→洗手和/或手消毒。

二、对呼吸道(空气、飞沫)传播的防护

(一)目的

保护医务人员,避免呼吸道感染。

(二)适用对象

适用对象为接触经呼吸道(空气、飞沫)传播疾病患者的医务人员。

(三)防护用品

防护用品有工作服、工作裤、工作鞋、工作帽、医用口罩、隔离衣、医用手套或橡胶手套。必要时准备防护服、护目镜或防护面罩、鞋套。

(四)个人准备

着装整洁,洗手,戴口罩、帽子。

(五)防护要求

(1)应严格按照区域流程,在不同的区域穿戴不同的防护用品,离开时按要求摘脱,并正确处理使用后的物品。

(2)进入确诊或疑似呼吸道传染病患者的病室时,应戴帽子、医用防护口罩。

(3)进行可能产生喷溅的诊疗操作前,加戴防护目镜或防护面罩,穿防护服。

(4)当接触患者及其血液、体液、分泌物、排泄物等时戴手套。

(六)防护流程

1.进入诊室或病房的流程

(1)经医务人员通道进入清洁区→进入医务人员更衣室→更换工作服、工作鞋,戴帽子、口罩/医用防护口罩→穿隔离衣/防护服→戴手套→进入诊室或病房。

（2）为患者进行可能产生喷溅的诊疗操作前,加戴防护目镜或防护面罩,穿防护服。

2.离开诊室或病房的流程

摘手套→解开隔离衣的腰带和袖带→洗手和/或手消毒→解开隔离衣的领带→脱隔离衣/防护服→摘护目镜/防护面罩→洗手和/或手消毒。

三、对急性传染性非典型肺炎、人感染高致病性禽流感的防护

（一）目的

保护医护人员,避免感染疾病。

（二）适用对象

适用对象为进入筛查留观室、急性传染性非典型肺炎病区和人感染高致病性禽流感病区的人员,接触患者体液、分泌物、排泄物的人员,对禽流感患者进行有创操作或尸体解剖的人员。

（三）防护用品

所用防护用品与本节第二部分的防护用品相同,另外要准备正压面罩或全面型呼吸防护器。

（四）防护要求

（1）医务人员经过专门培训,掌握正确的防护技术,方可进入隔离病区工作。

（2）严格按照防护规定着装,在不同区域穿不同服装,且服装颜色有区别或有明显标识。

（五）防护流程

1.穿、戴防护用品遵循的程序

（1）从清洁区进入潜在污染区:更换工作服→换工作鞋→戴帽子→戴医用防护口罩→进入潜在污染区。

（2）从潜在污染区进入污染区:穿隔离衣/防护服或防护服＋隔离衣→戴手套→加戴外科口罩和一次性防护帽→戴第二层手套→戴护目镜/防护面罩→穿鞋套→进入污染区。

（3）为患者进行吸痰、气管切开、气管插管等操作前,加戴防护面罩或全面型呼吸防护器。

2.脱防护用品遵循的程序

（1）医务人员离开污染区进入潜在污染区:摘鞋套,解开隔离衣的腰带和袖带→摘外层手套,解开隔离衣的领带→脱隔离衣和/或防护服,摘内层手套并给

双手消毒→摘护目镜/防护面罩→摘外科口罩、外层防护帽→洗手和/或手消毒→进入潜在污染区。

（2）将用后物品分别放置于专用污物容器内。

（3）从潜在污染区进入清洁区：洗手和/或手消毒→脱工作服→摘医用防护口罩→摘帽子→洗手和/或手消毒后，进入清洁区。

（4）离开清洁区：沐浴，更衣→离开清洁区。

(六)注意事项

（1）医用防护口罩能持续应用6～8小时，遇污染或潮湿，应及时更换。

（2）离开隔离区前应对佩戴的眼镜进行消毒。

（3）医务人员接触多个同类传染病患者时，防护服可连续应用。

（4）接触过疑似患者，在接触不同患者前应更换防护服。

（5）防护服被患者的血液、体液、污物污染时，应及时更换。

（6）戴医用防护口罩或全面型呼吸防护器，应进行面部密合性检查。

（7）在隔离区工作的医务人员应每天监测体温两次，体温超过 37.5 ℃时及时就诊。

（8）医务人员应严格执行区域划分的流程，按程序做好个人防护，方可进入隔离区；沐浴、更衣后，方可离开隔离区。

（9）防护用品应符合国家相关标准。在有效期内使用防护用品。

四、医用防护口罩的佩戴

(一)目的

目的是能阻止经空气传播的直径≤5 μm 的感染因子或近距离（<1 m）接触经飞沫传播的疾病患者造成的感染。

(二)操作前准备

1.操作护士

着装整洁，修剪指甲，洗手。

2.物品准备

准备医用防护口罩。

3.环境

环境整洁、宽敞。

(三)操作步骤

（1）洗手，检查医用防护口罩。

（2）一只手托住防护口罩，把有鼻夹的一面向外。

（3）将防护口罩罩住鼻、口及下巴，将鼻夹部位向上紧贴面部。

（4）用另一只手将下方系带拉过头顶，放在颈后双耳下。

（5）再将上方系带拉至头顶中部。

（6）将双手指尖放在金属鼻夹上，从中间位置开始，用手指向内按压鼻夹，并分别向两侧移动和按压，根据鼻梁的形状塑造鼻夹。

（7）将包装袋丢弃在医疗垃圾桶内。

（四）注意事项

（1）不可以一只手提鼻夹。

（2）口罩潮湿或被患者的血液、体液污染后，应及时更换。

（3）每次佩戴医用防护口罩，均需要进行密合性检查。检查方法：用双手完全盖住口罩，快速呼气，若鼻夹附近漏气，应调整鼻夹，若漏气位于四周，调整到不漏气为止。

（五）评价标准

（1）使用目的明确。

（2）佩戴口罩规范、熟练。

（3）检查口罩密合性的方法正确。

五、穿、脱隔离衣

（一）目的

目的是使医务人员避免受到血液、体液和其他感染性物质污染，使患者不被感染。

（二）操作前准备

1.操作护士

着装整洁，修剪指甲，洗手，戴帽子、口罩。

2.物品准备

准备隔离衣。

3.操作环境

操作环境整洁、宽敞。

（三）操作过程

1.穿隔离衣

（1）取下手表，卷袖过肘。

（2）右手持衣领，左臂伸入袖内，右手将衣领向上拉或举起手臂，露出左手。

（3）左手持衣领，右臂伸入袖内，露出右手。

（4）双手持衣领，自衣领中央沿两侧边缘向后系好领带。

（5）系好袖口。

（6）双手分别捏住腰部中缝，将隔离衣拉向腹部，见到隔离衣边缘，捏紧并用双手在背后将一侧压住另一侧（或双手在背后将衣边对齐，向一侧折叠），一只手按住隔离衣，另一只手将腰带拉至背后折叠处，将腰带在背后交叉，将其绕回前面并系好，打成活结。

（7）双手置于胸前。

2.脱隔离衣

（1）解开腰带，在前面打一个活结。

（2）解开袖带，塞入袖襻内，充分暴露双手。

（3）洗手或手消毒。

（4）解开衣领。

（5）右手伸入左侧袖口内，拉下衣袖过手。

（6）用遮盖着的左手握住右侧衣袖的外面，拉下右侧衣袖过手。

（7）用双手将隔离衣的袖带松开。

（8）双手逐渐从袖管中退出。

（9）用双手自衣内向外翻转隔离衣，把隔离衣的清洁面向外，将其对折卷好。

（10）将隔离衣投入污衣桶/袋。

（11）再次洗手。

（四）注意事项

（1）使用前检查隔离衣，隔离衣长短适宜，无潮湿、破损及漏洞。

（2）穿、脱过程中勿使衣袖触及面部及衣领，注意避免污染。

（3）穿着隔离衣，须将内面工作服完全遮盖。

（4）只限在规定区域内穿、脱隔离衣。穿隔离衣前，准备好工作中一切需要用的物品。

（5）如需反复使用隔离衣，脱下隔离衣后，按要求悬挂，在污染区内则污染面向外，在污染区外，则污染面向里。

（6）每天更换、清洗隔离衣，给其消毒，如隔离衣潮湿或被污染，应立即更换。

（7）如使用一次性隔离衣，用后按医疗废物管理要求进行处置。

(五)评价标准

(1)隔离衣检查项目全面、准确。

(2)穿、脱隔离衣正确、熟练。

(3)隔离衣外观平整。

(4)脱隔离衣的过程无污染。

六、终末消毒

(一)目的

传染病患者的病情好转、稳定或患者痊愈,需出院或转院(科),传染病患者死亡或解除隔离后,护士对其所住的房间、用物等需彻底地消毒,消灭遗留在房间或所有物体上的病原体,杜绝再传染。

(二)操作前准备

1.操作护士

着装整洁,修剪指甲,洗手,戴口罩。

2.物品准备

准备临床护理车、床单、被套、枕套、扫帚、床套、小毛巾、快速手消毒剂、隔离衣、紫外线灯车或臭氧机、消毒桶、污衣袋。

(三)操作步骤

(1)携用物至病床前。

(2)撤去病床上的污染被服,将其放入污衣袋。

(3)用消毒液擦拭床旁桌椅及床。

(4)对非一次性用品须用消毒液浸泡。

(5)对床垫、床褥、棉胎、枕芯等紫外线灯照射消毒或使用臭氧机消毒。

(6)开窗通风。

(7)铺好备用床。

(8)处理用物。

(9)洗手。

(四)注意事项

(1)患者离开病房后方可整理床单位,避免在患者未离开病床时撤去被服。

(2)遵循消毒隔离制度。

(3)对甲类传染病按严密隔离消毒原则处理。

(五)评价标准

(1)遵循查对制度,符合消毒隔离、标准预防原则。

(2)护士的操作规范、准确。

第二章

呼吸内科护理

第一节 急性上呼吸道感染

急性呼吸道感染通常包括急性上呼吸道感染和急性气管-支气管炎。急性上呼吸道感染是鼻腔、咽或喉部急性炎症的总称。常见病原体为病毒,也可以由细菌引起。该病全年皆可发病,但冬、春季节多发,具有一定的传染性,有时引起严重的并发症,应积极防治。

一、护理评估

(一)病因及发病机制

急性上呼吸道感染有 70％～80％ 由病毒引起。引起该病的病毒主要包括流感病毒、副流感病毒、呼吸道合胞病毒、腺病毒、鼻病毒等。因为感染病毒类型较多,又无交叉免疫,人体产生的免疫力较弱且短暂,在健康人群中有病毒携带者,所以一个人可有多次发病。细菌感染占20％～30％,可直接或继病毒感染之后发生,以溶血性链球菌最为多见,还可见流感嗜血杆菌、肺炎链球菌和葡萄球菌等,偶见革兰阴性杆菌。当全身或呼吸道的局部防御功能降低时易患病,有慢性呼吸道疾病者更易患病,原先存在于上呼吸道或外界侵入的病毒和细菌迅速繁殖,引起该病。通过含有病毒的飞沫或被污染的用具传播,引起发病。

(二)健康史

询问患者有无受凉、淋雨、过度疲劳等使机体抵抗力降低等情况,应注意询问本次起病的情况、既往健康情况、有无呼吸道慢性疾病史等。

(三)身体状况

不同患者急性上呼吸道感染的主要症状和体征差异大,根据病因不同有不同类型,各型的症状、体征之间无明显界定,也可互相转化。

1.普通感冒

(1)普通感冒又称急性鼻炎或上呼吸道感染,以鼻咽部感染症状为主要表现,俗称伤风。成人的普通感冒多为鼻病毒所致,起病较急,初期有咽干、咽痒或咽痛,同时或数小时后打喷嚏、鼻塞、流清水样鼻涕,2~3天分泌物变稠,伴咽鼓管炎可引起听力减退,伴流泪、味觉迟钝、声嘶、少量咳嗽、低热、轻度畏寒和头痛。检查可见鼻腔黏膜充血、水肿、有分泌物,咽部轻度充血。如无并发症,一般经5~7天痊愈。

(2)流行性感冒(简称流感)由流感病毒引起,起病急,鼻咽部症状较轻,但全身症状较重,伴高热、全身酸痛和结膜炎症状,常有较大或大范围的流行。

对流行性感冒应及早应用抗流感病毒药物:起病1~2天应用抗流感病毒药物治疗,才能取得最佳疗效。目前抗流感病毒药物包括离子通道 M_2 受体阻滞剂和神经氨酸酶抑制剂两类。①离子通道受体 M_2 阻滞剂:包括金刚烷胺和金刚乙胺,主要对甲型流感病毒有效。金刚烷胺类药物是治疗甲型流感的首选药物,有效率达70%~90%。金刚烷胺的不良反应有神经质、焦虑、注意力不集中和轻微头痛等中枢神经系统不良反应,一般在用药后几小时出现,金刚乙胺的毒副作用较小。胃肠道反应主要为恶心和呕吐,停药后可迅速消失。肾功能不全的患者需要调整金刚烷胺的剂量,对于老年人或肾功能不全者需要密切监测不良反应。②神经氨酸酶抑制剂:奥司他韦的作用机制是通过干扰病毒神经氨酸酶保守的唾液酸结合位点,从而抑制病毒的复制,对A(包括 H5N1)和 B 不同亚型流感病毒均有效。成人每次口服奥司他韦75 mg,每天2次,连服5天,但须在症状出现2天内开始用药。奥司他韦的不良反应少,一般为恶心、呕吐等消化道症状,也有腹痛、头痛、头晕、失眠、咳嗽、乏力等不良反应的报道。

2.病毒性咽炎和喉炎

临床特征为咽部发痒、不适、有灼热感、声嘶、讲话困难、咳嗽、咳嗽时咽喉疼痛、无痰或痰呈黏液性、发热和乏力。伴有咽下疼痛常提示有链球菌感染。体检发现咽部明显充血和水肿,局部淋巴结肿大且有触痛,提示流感病毒和腺病毒感染。腺病毒咽炎可伴有眼结膜炎。

3.疱疹性咽峡炎

该病主要由柯萨奇病毒 A 引起,好发于夏季。有明显咽痛,常伴有发热,病程约一周。体检可见咽充血,软腭、腭垂、咽和扁桃体表面有灰白色疱疹及浅表溃疡,周围有红晕。该病多见于儿童,偶见于成人。

4.咽结膜热

该病常为柯萨奇病毒、腺病毒等引起。夏季好发,游泳传播为主,儿童多见。表现为发热、咽痛、畏光、流泪、咽及结膜明显充血。病程为 4～6 天。

5.细菌性咽-扁桃体炎

该病多由溶血性链球菌感染所致,还可能为流感嗜血杆菌、肺炎链球菌、葡萄球菌等引起。起病急,咽痛明显,伴畏寒、发热,体温超过 39 ℃。检查可见咽部明显充血,扁桃体充血肿大,其表面有黄色点状渗出物,颌下淋巴结肿大伴压痛,肺部无异常体征。

如不及时治疗该病可并发急性鼻窦炎、中耳炎、急性气管-支气管炎。部分患者可继发病毒性心肌炎、肾炎、风湿热等。

(四)实验室及其他检查

1.血常规

病毒感染者的白细胞计数正常或偏低,淋巴细胞比例升高;细菌感染者的白细胞计数和中性粒细胞数升高,可有核左移现象。

2.病原学检查

可做病毒分离和病毒抗原的血清学检查,确定病毒的类型,以区别病毒和细菌感染。细菌培养及药敏试验可判断细菌类型,并可指导临床用药。

3.X 线检查

胸部 X 线多无异常改变。

二、主要护理诊断

(一)症状

鼻塞、流涕、咽痛、头痛与病毒和/或细菌感染有关。

(二)潜在并发症

潜在并发症有鼻窦炎、中耳炎、心肌炎、肾炎、风湿性关节炎。

三、护理目标

患者躯体的不适缓解,日常生活不受影响;体温恢复正常;呼吸道通畅;睡眠改善;无并发症发生或并发症被及时控制。

四、护理措施

(一)一般护理

注意隔离患者,减少探视,避免交叉感染。对患者咳嗽或打喷嚏时应避免对着他人。对患者使用的餐具、痰盂等用具应按规定消毒,或用一次性器具,回收后焚烧弃去。嘱患者多饮水,补充足够的热量,选择清淡、易消化、高热量、富含营养的食物,避免刺激性食物,戒烟、酒。患者以休息为主,特别是在发热期间。部分患者往往因剧烈咳嗽而影响正常的睡眠,可给患者提供容易入睡的休息环境,保持病室温度、湿度适宜和空气流通。保证周围环境安静,关闭门窗。指导患者运用促进睡眠的方式,如睡前泡脚、听音乐。必要时可遵医嘱给予镇咳、祛痰或镇静药物。

(二)病情观察

关注疾病的流行情况,观察患者鼻咽部的症状、体征、血常规和 X 线胸片的改变。注意并发症,耳痛、耳鸣、听力减退、外耳道流脓等提示有中耳炎,头痛剧烈、发热、有脓涕、鼻窦有压痛等提示有鼻窦炎,在恢复期出现胸闷、心悸、眼睑水肿、腰酸和关节痛等提示有心肌炎、肾炎或风湿性关节炎,应及时就诊。

(三)对症护理

1.高热护理

体温超过 37.5 ℃,应 4 小时测体温 1 次,观察体温过高的早期症状和体征,体温突然升高或骤降时,应随时测量和记录,并及时报告医师。体温>39 ℃时,要采取物理降温。若降温效果不好,可遵照医嘱选用适当的解热剂进行降温。患者出汗后应及时处理,保持皮肤的清洁和干燥,并注意保暖。鼓励患者多饮水。

2.保持呼吸道通畅

清除气管、支气管内分泌物,减少痰液在气管、支气管内的聚积。指导患者采取舒适的体位进行有效咳嗽。观察咳痰情况,如痰液较多且黏稠,可嘱患者多饮水,或遵照医嘱给予雾化吸入治疗,以湿润气道、利于痰液排出。

(四)用药护理

1.对症治疗

选用抗感冒复合剂或中成药(如对乙酰氨基酚、银翘解毒片)减轻发热、头痛,减少鼻、咽充血和分泌物。干咳者可选用右美沙芬、喷托维林等。咳嗽有痰可选用复方氯化铵合剂、溴己新或雾化祛痰。咽痛者可含服喉片或草珊瑚片等。

气喘者可用平喘药,如特布他林、氨茶碱。

2.抗病毒药物

早期应用抗病毒药有一定疗效,可选用利巴韦林、奥司他韦、金刚烷胺、吗啉胍和抗病毒中成药等。

3.抗菌药物

如有细菌感染,最好根据药敏试验选择有效抗菌药物来治疗,常可选用大环内酯类、青霉素类、氟喹诺酮类及头孢菌素类。

根据医嘱选用药物,告知患者药物的作用、可能发生的不良反应和服药的注意事项,如按时服药。对应用抗生素者,注意观察有无迟发变态反应。对应用解热镇痛药者,注意避免大量出汗而引起虚脱等。嘱患者发现异常,及时就诊。

(五)心理护理

急性呼吸道感染预后良好,多数患者于一周内康复,仅少数患者可因咳嗽迁延不愈而发展为慢性支气管炎,患者一般无明显心理负担。但如果咳嗽较剧烈,伴有发热,可能会影响患者的休息、睡眠,进而影响工作和学习,个别患者产生急于缓解咳嗽等症状的焦虑情绪。护理人员应与患者进行耐心、细致的沟通,通过对病情的客观评价,解除患者的心理顾虑,帮助其建立治疗疾病的信心。

(六)健康指导

1.疾病知识指导

帮助患者和家属掌握急性上呼吸道感染的相关知识。嘱患者避免受凉、过度疲劳,注意保暖;外出时可戴口罩,避免寒冷空气对气管、支气管的刺激;积极预防和治疗上呼吸道感染,症状改变或加重时应及时就诊。

2.生活指导

患者平时应加强耐寒锻炼,增强体质,提高机体免疫力;有规律地生活,避免过度劳累;保持室内空气患者新鲜,阳光充足;少去人群密集的公共场所;戒烟、酒。

五、护理评价

患者的舒适度改善,睡眠质量提高,未发生并发症或发生后被及时控制。

第二节　急性气管-支气管炎

一、概述

(一)疾病概念和特点

急性气管-支气管炎是由生物、物理、化学刺激或过敏等因素引起的急性气管-支气管黏膜炎症。它多为散发,无流行倾向,年老体弱者易感。其临床症状主要为咳嗽和咳痰,常发生于寒冷季节或气候突变时,也可由急性上呼吸道感染迁延不愈所致。

(二)相关病理生理

病原体或吸入冷空气、粉尘、刺激性气体、变应原可引起气管-支气管急性炎症反应。其共同的病理表现为气管及支气管黏膜充血、水肿,淋巴细胞和中性粒细胞浸润;可伴有纤毛上皮细胞损伤、脱落;黏液腺肥大增生。合并细菌感染时,分泌物呈脓性。

(三)急性气管-支气管炎的病因与诱因

病原体导致的感染是最主要的病因,过度劳累、受凉、年老体弱是常见诱因。

1.病原体

病原体与上呼吸道感染的病原体类似。常见病毒为腺病毒、流感病毒、冠状病毒、鼻病毒、单纯疱疹病毒、呼吸道合胞病毒和副流感病毒。常见细菌为流感嗜血杆菌、肺炎链球菌、卡他莫拉菌等,近年来衣原体和支原体感染明显增加,在病毒感染的基础上继发细菌感染较多见。

2.物理、化学因素

冷空气、粉尘、刺激性气体或烟雾(如二氧化硫和氯气)的吸入,均可刺激气管-支气管黏膜,引起急性损伤和炎症反应。

3.变态反应

常见的吸入变应原包括花粉、有机粉尘、真菌孢子、动物的毛皮和排泄物;一些细菌蛋白质,钩虫、蛔虫的幼虫在肺内的移行可引起气管-支气管急性炎症反应。

(四)临床表现

主要临床表现为咳嗽、咳痰。一般起病较急,通常全身症状较轻,可有发热。

初为干咳或有少量黏液痰,随后痰量增多,咳嗽加剧,偶尔伴有血痰。咳嗽、咳痰可延续 2～3 周,如迁延不愈,可演变成慢性支气管炎。伴支气管痉挛时,可出现程度不等的胸闷、气促。

(五)辅助检查

1.血液检查

病毒感染时,白细胞计数多正常;细菌感染较重时,白细胞计数和中性粒细胞比例升高。血沉可加快。

2.胸部 X 线检查

胸部 X 线检查多无异常,或仅有肺纹理的增粗。

3.痰培养与药敏试验

细菌或支原体、衣原体感染时,痰培养可明确病原体。药敏试验可指导临床用药。

(六)治疗要点

1.对症治疗

咳嗽无痰或少痰,可用右美沙芬、喷托维林镇咳。咳嗽有痰而不易咳出,可选用盐酸氨溴索、溴己新等,也可雾化帮助祛痰。较为常用的为兼顾止咳和化痰的棕色合剂,也可选用中成药止咳祛痰。发生支气管痉挛时,可用平喘药,如茶碱类、β_2 受体激动剂。发热时可用解热镇痛药对症处理。

2.抗生素治疗

有细菌感染证据时应及时使用抗生素,可以首选新大环内酯类、青霉素类,亦可选用头孢菌素类或喹诺酮类等药物。多数患者口服抗生素即可。对症状较重者可经肌内注射或静脉滴注给药,对少数患者需要根据病原体培养结果来用药。

3.一般治疗

让患者多休息,多饮水,避免劳累。

二、护理评估

(一)病因评估

主要评估患者的健康史和发病史,近期是否受凉、劳累,是否有粉尘过敏史,是否有吸入冷空气或刺激性气体史。

(二)一般评估

1.生命体征

患者的体温可正常或患者发热。有无呼吸频率加快或节律异常。

2.患者主诉

有无发热、咳嗽、咳痰、喘息等症状。

3.相关记录

评估体温,痰液的颜色、性状和量等情况。

(三)身体评估

听诊有无异常呼吸音;双肺呼吸音是否变粗,双肺可否闻及散在的干啰音、湿啰音,湿啰音部位是否固定,咳嗽后湿啰音是否减少或消失。是否闻及哮鸣音。

(四)心理-社会评估

评估患者在疾病治疗过程中的心理反应与需求、家庭及社会支持情况。

(五)辅助检查结果评估

1.血液检查

白细胞计数和中性粒细胞百分比是否升高,血沉是否加快。

2.胸部 X 线检查

肺纹理是否增粗。

3.痰培养

有无致病菌生长,药敏试验结果如何。

(六)治疗常用药效果的评估

1.应用抗生素的评估要点

(1)记录每次给药的时间与次数,评估有无按时、按量给药,疗程是否足够。

(2)评估用药后患者发热、咳嗽、咳痰等症状是否缓解。

(3)评估用药后患者是否出现皮疹、呼吸困难等变态反应。

(4)评估用药后患者有无较明显的恶心、呕吐、腹泻等不良反应。

2.应用止咳祛痰剂效果的评估

(1)记录每次给药的时间与次、量。

(2)评估用祛痰剂后患者的痰液是否变稀,是否较易咳出。

(3)评估用止咳药后,患者的咳嗽是否减轻,夜间睡眠是否改善。

3.应用平喘药后效果的评估

(1)记录每次给药的时间与量。

(2)评估用药后,患者呼吸困难是否减轻,听诊哮鸣音是否消失。

(3)如应用氨茶碱时时间较长,要评估有无茶碱中毒表现。

三、主要护理诊断

(一)清理呼吸道无效

其与呼吸道感染、痰液黏稠有关。

(二)气体交换受损

其与过敏、炎症引起支气管痉挛有关。

四、护理措施

(一)病情观察

观察生命体征及主要症状,尤其是咳嗽及痰液的颜色、性质、量等的变化;有无呼吸困难与喘息等表现;监测体温情况。

(二)休息与保暖

患者在急性期,应减少活动,增加休息时间。护理人员应保持病室内空气新鲜,保持适宜的温度和湿度。

(三)保证充足的水分及营养

鼓励患者多饮水,必要时由静脉补充。给予患者易消化、营养丰富的食物,患者发热期间给予流质或半流质食物。

(四)保持口腔清洁

由于患者发热、咳嗽、痰多且黏稠,咳嗽剧烈时可呕吐,要保持患者的口腔卫生,以增加舒适感,增进食欲,促进毒素的排泄。

(五)发热护理

热度不高不须特殊处理,高热时要采取物理降温或药物降温等措施。

(六)保持呼吸道通畅

观察患者的呼吸道分泌物的性质及患者能否有效地咳出痰液,指导并鼓励患者有效咳嗽;若该病为细菌感染所致,按医嘱使用敏感的抗生素。若痰液黏稠,可采用超声雾化吸入或蒸气吸入来稀释分泌物;对咳嗽无力的患者,宜经常帮助其更换体位,为其拍背,使呼吸道分泌物易于排出,促进炎症消散。

(七)给氧与解痉平喘

对有咳喘症状者,可给予氧气吸入或按医嘱给予患者雾化吸入平喘解痉药,严重者可口服平喘解痉药。

(八)健康教育

1.疾病预防指导

预防急性上呼吸道感染的诱发因素。增强体质,可选择合适的体育活动,如做健康操、打太极拳、跑步,可进行耐寒训练,如用冷水洗脸、冬泳。

2.疾病知识指导

患病期间增加休息时间,避免劳累;饮食宜清淡、富含营养;按医嘱用药。

3.就诊指标

如两周后症状仍持续,应及时就诊。

五、护理效果评估

(1)患者自觉症状好转(咳嗽、咳痰、喘息、发热等症状减轻)。

(2)患者的体温恢复正常。

(3)患者听诊时双肺没有闻及干啰音、湿啰音。

第三节　支气管哮喘

支气管哮喘简称哮喘,是以嗜酸性粒细胞、肥大细胞反应为主的气道反应性炎症和气道高反应性为特征的疾病。气道阻塞有不同程度的可逆性是该病的特点。典型的临床表现是反复发作伴有哮鸣音的呼气性呼吸困难。哮喘是常见病,近年来,因病率呈上升趋势,故该病已引起国际广泛关注。该病初次发作可在任何年龄,但约有半数患者在12岁前发病,成年男女的患病率接近,约20%的患者有哮喘家族史。

一、病因与发病机制

该病的病因较复杂,诱发支气管哮喘的变应原较多,有花粉、尘螨、动物毛屑、真菌、某些食品和药物等。变应原主要经呼吸道吸入,但也可通过食物或其他途径进入人体。呼吸道感染和精神因素也可诱发哮喘发作。一般在变应原激发后15~20分钟哮喘发作,称为速发性反应。若变应原激发4~24小时哮喘发作,称为迟发性反应。

引起支气管哮喘的常见诱因如下。

(一)变应原

以吸入性为主,有花粉、尘螨、动物毛屑、尘螨等,少数与摄入鱼、虾、蛋有关。

(二)感染

呼吸道感染(尤其是病毒感染)是哮喘发作的常见诱因,感染引起哮喘的机制尚未阐明。

(三)环境

在环境方面,该病主要与大气污染和抗原在局部地区的浓度有关。

(四)药物

阿司匹林、β受体阻滞剂和碘制剂等也可引起哮喘发作。

(五)神经、精神因素

研究表明,心理因素与哮喘体质相互作用可影响哮喘的病理过程,例如,对花草过敏者看到纸做的花可引起哮喘。

二、临床表现

(一)症状和体征

哮喘发作前可有干咳、打喷嚏、流泪等先兆,典型表现为发作性呼气性呼吸困难、咳嗽和哮鸣并存,多在夜间或清晨发作和加重。发作缓解后可无任何症状和体征,但常反复发作,每次发作短时达数分钟,长时达数天。重症哮喘发作时患者取端坐位,可有发绀、大汗、脉搏细数、血压下降、颈静脉怒张等体征,症状可持续 1 天以上,患者常伴有焦虑。

(二)常见并发症

急性发作时可并发自发性气胸、纵隔气肿、肺不张;长期慢性进展可并发慢性支气管炎、肺气肿、肺源性心脏病。

三、诊断要点

(1)有反复发作的呼气性呼吸困难。

(2)发作时呼气明显延长,伴广泛哮鸣音。

(3)气道梗阻可以缓解(自行缓解或用药后缓解)。

(4)根据病史及变应原检测,确定哮喘的类型及变应原。

(5)根据临床表现及有关检查,判断哮喘发作的严重程度,一般将哮喘持续发作>24 小时、一般支气管扩张剂治疗无效、日常生活活动能力评定明显受限定为重度哮喘。

四、治疗要点

治疗原则为消除病因、控制发作、预防复发。

(一)消除病因

脱离变应原,消除引起哮喘的刺激因子。

(二)应用支气管舒张剂

根据病情单用或联合应用支气管舒张剂。β_2 受体激动剂舒张支气管平滑肌的作用强,起效快,不良反应小,临床应用广泛。不良反应主要有心悸、手指震颤,用量过大可引起严重心律失常、猝死。茶碱类药物为中效支气管扩张剂。抗胆碱能药物主要抑制气道平滑肌迷走神经释放乙酰胆碱。

(三)肾上腺皮质激素

该类药适用于中度、重度哮喘,其机制是抑制气道变应性炎症,降低气道高反应性。

(四)预防发作

色甘酸钠对预防运动或变应原诱发的哮喘最有效。不良反应是干咳,吸药后漱口或喝水可减少或避免其发生。

五、护理

(一)护理评估

(1)评估呼吸困难的主观、客观表现。

(2)评估可能的致病因素。

(3)评估病后的应对情况及应对效果,例如,使用过哪些药,使用方法是否正确,心理应对如何。患者及其家属对哮喘的认识如何,有无误解。

(二)护理措施

1.一般护理

(1)环境和体位:帮助患者脱离变应原,提供安静、舒适、清洁的环境,根据病情提供舒适的体位。

(2)饮食护理:提供清淡、易消化、热量足够的饮食,嘱患者避免硬、冷、油腻的食物,不宜食用鱼、虾、蟹等。

(3)生活护理:保持患者的身体清洁、舒适,勤帮患者换衣服、被单。

2.病情观察

(1)夜间、清晨加强巡视和观察,及时发现前驱症状。

(2)重症患者,每隔 10～20 分钟检测生命体征一次,行血气分析和肺功能检测。

3.对症护理

(1)氧疗护理:遵医嘱吸氧,氧流量为 $1\sim3$ L/min,氧浓度≤40%。

(2)促进排痰,保持患者的呼吸道通畅,给予雾化吸入,使患者有效咳嗽,体位引流。嘱患者每天饮水 $2\,500\sim3\,000$ mL。

4.用药护理

观察药物的疗效和不良反应。

(1) β_2 受体激动剂:按医嘱用药,不宜长期规律、单一、大量地使用。宜与抗炎药物配伍使用。注意心悸、肌震颤等不良反应的发生。

(2)糖皮质激素:指导患者正确掌握吸入药物的方法,吸入药物后立即用清水充分漱口。嘱患者宜在饭后服用口服药;严格按医嘱用药,不能自行减量或停药。观察药物的不良反应:肥胖、糖尿病、高血压、骨质疏松、消化性溃疡等。

(3)氨茶碱:稀释后缓慢静脉注射,时间>10分钟。对缓(控)释片必须整片吞服,不能嚼服。发热者,妊娠者,小儿或老年人,有心、肝、肾功能障碍及甲状腺功能亢进者慎用。慎用引起哮喘的药物,如阿司匹林。

5.指导使用吸入器

指导使用吸入器是治疗成功的关键。雾化吸入器的使用方法:开盖,摇匀。深呼气,将喷嘴放入口中,双唇包住咬口,经口吸气,同时按压喷药,屏气 10 秒,缓慢呼气。步骤详见图 2-1。

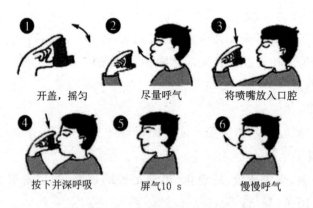

图 2-1　吸入器的使用方法

6.心理护理

(1)发作期:加强巡视,陪伴、安慰患者,帮助其减轻紧张、恐惧。

(2)缓解期:鼓励患者参加体育锻炼和社会活动,提高社会适应能力。指导

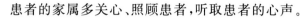

患者的家属多关心、照顾患者,听取患者的心声。

(三)健康教育

1.树立信心

让患者了解哮喘虽然不能根治,但是通过恰当、长期的治疗是可以控制的。患者应主动参与控制哮喘。

2.帮助患者识别过敏因素

(1)对花粉过敏者避免接触花粉。

(2)保持居住环境干净、无尘、无烟,不用除臭剂,不用地毯,定期清洁、更换床单、枕头。

(3)避免香水、香的化妆品及发胶等可能的变应原。

(4)回避宠物。不用皮毛制成的衣服、被褥。

3.充分休息,合理饮食

定期做运动,使情绪得以放松,同时增强抵抗力,预防感冒。

4.按医嘱合理用药

与医师共同制订一个有效、可行的治疗计划。

5.正确使用定量吸入器

对医师处方的每一种吸入器都要给予患者正确的指导,使其掌握使用方法,确保疗效。

6.自我监测病情

做好哮喘日记,记录每天的症状,用药的种类、剂量及其效果。

7.及时控制急性发作

嘱患者随身携带止喘气雾剂,出现哮喘发作先兆时,即吸入 β_2 受体激动剂,同时保持平静以控制症状,防止严重哮喘发作。

第四节　支气管扩张

支气管扩张指支气管腔的持久性扩张、变形,多数发生于肺段以下的3～6级小支气管。该病少数为先天性,多数为后天性,后天性支气管扩张是慢性化脓性疾病,多见于儿童和青年。典型症状为慢性咳嗽、咳大量脓性痰、间断咯血和反复呼吸道感染。

根据支气管扩张的形态可分为圆柱形支气管扩张、囊状支气管扩张、纺锤状支气管扩张。

一、病因

(一)有支气管-肺组织感染和阻塞史

该病因如婴幼儿麻疹、支气管肺炎、支气管异物和支气管肿瘤。

(二)支气管先天性发育缺损和遗传因素

该病因如支气管先天性发育障碍、先天性支气管肺囊肿。

(三)职业性质、工作环境、生活习惯的影响

该病因如空气污染、工业废气的排放和吸烟等生活习惯。

二、临床表现

(一)症状和体征

(1)长期咳嗽和咳大量脓性痰:咳嗽一般为阵发性,清晨及临睡时咳嗽、咳痰较多。痰呈黏性脓痰,如有厌氧菌混合感染,则有臭味。

(2)咯血:约90%的患者有大量或小量咯血。

(3)肺部感染:常继发于上呼吸道感染,炎症向下蔓延,扩展到病变支气管周围的肺组织,可出现高热、食欲缺乏、盗汗、消瘦、乏力、贫血等症状。痰液引流通畅,症状可改善。

(4)慢性重症支气管扩张、肺功能严重损害时体力明显减退,治疗时有气促、发绀的症状,伴有杵状指(趾)。

(5)病变部位可闻及局限、固定的湿啰音。

(二)心理、社会因素

因长期反复咳嗽、咳脓性痰及少量或小量咯血、病情反复,患者会产生焦虑等情绪。因咳脓臭痰,亲友、同室患者有厌恶感,可使患者产生自卑心理,要评估患者及其亲属对疾病的应对方式并协助其找出解决的办法。

三、辅助检查

(一)血常规检查

继发感染时,白细胞及中性粒细胞计数可增多。

(二)X线检查

X线检查常显示肺纹理明显增粗、变乱,在增多的肺纹理中可有管状透明

影,其为管壁增厚的支气管影。

(三)支气管碘油造影

该检查可确定病变的部位、范围及扩张状态。

(四)计算机断层扫描术(computer tomography,CT)检查

该检查显示管壁增厚的柱状扩张或成串、成簇的囊样改变。

(五)痰涂片、细胞学检查和细菌培养

痰涂片、细胞学检查和细菌培养对诊断和治疗有帮助。

(六)纤维支气管镜检查

通过该检查可直接看到支气管内部病变的部位及痰液和血痰来自何处,并可在纤维支气管镜下直接抽吸、灌洗并局部应用抗生素。

四、诊断

(一)清理呼吸道无效

其与大量脓性痰、痰液黏稠和支气管引流不畅有关。

(二)气体交换受损

其与大量脓性痰液阻塞呼吸道、痰液积存在支气管内而导致支气管阻塞、肺部换气及灌流分布改变有关。

(三)恐惧、焦虑

其与长期反复感染、病程长、反复咯血或突然大咯血、窒息有关。

(四)有窒息的风险

其与反复中等量或大量咯血而导致呼吸道梗阻有关。

五、护理措施

(一)保持呼吸道通畅

1.吸痰

支气管扩张患者咳嗽、痰多,可给予雾化吸入,每天 2 次,以稀释痰液,利于痰液的排出,必要时进行吸痰。

2.摆正体位,进行引流

指导患者采用不同的体位进行支气管引流,患侧向上,使痰液引流至气管,让患者间歇地深呼吸后用力咳痰,同时轻拍患者的背部,借助重力作用使痰液脱离小支气管而引流至大支气管,可提高引流效果。每天2～4 次,每次 15～30 分钟。体位引流宜空腹进行。如引流过程中患者出现咯血、头晕、发绀、疲劳等症状,应立即停止,让患者平卧。观察引流出痰液的颜色、量、性质,留取标本送检及做药敏试验。

3.给患者有利于呼吸的体位

如半卧位或高枕卧位,这两种体位有利于患者呼吸。

4.吸氧

遵医嘱给予氧气吸入,以改善呼吸困难所致的血氧不足。

5.咳少量血

患者应卧床休息,头偏向一侧,取平卧位或侧卧位,避免窒息。

6.大咯血

(1)应把患者的头偏向一侧,使其尽量把血咯出,必要时可进行电动吸引。

(2)迅速建立静脉通道,遵医嘱静脉滴注垂体后叶素或止血药物。

(3)密切观察体温、脉搏、呼吸、血压等生命体征。

(4)如大咯血骤然停止,患者面色青紫,神志呆滞,喉头有痰鸣,应考虑有窒息的可能。立即置患者于头低足高位,为其拍背,用粗吸痰管将血块吸出,必要时行气管插管或气管切开术,以解除呼吸道梗阻。

(5)加强巡视以早期发现咯血的先兆症状,如喉痒、喉部作响、肺部有水泡、胸部发热。

(二)提供安静、舒适的环境,以促进康复

(1)保持室内空气流通,调节室内的温度与相对湿度。可采用防臭剂、除臭剂除去痰臭或使用一次性带盖痰杯,及时倾倒痰液。

(2)消除刺激及诱发咳嗽的因素。

(3)根据患者的耐受程度进行活动。

(4)应及时更换咯血污染的衣物,保持清洁、无臭味。

(5)指导患者不吸烟或避免处在尘烟多的环境中,嘱患者处在温暖、干燥的环境中。

(三)心理护理与自我调适指导

(1)介绍有关疾病和自我护理方面的知识,消除患者的思想顾虑。

(2)精神因素的刺激、发怒、兴奋、恐惧、活动过度及气候变化等,均可诱发咯血,护理人员要陪伴患者和安定患者的情绪,使之保持镇定,配合治疗。

(3)做好各项检查、治疗前的宣教工作。解除患者的紧张、恐惧心理,取得患者的配合,以利于检查、治疗的顺利进行。

(4)鼓励同种疾病患者之间进行治病经验的交流,保持性格开朗、心情愉快。

(5)患者大咯血时,护理人员应保持镇静,安慰患者,使之消除对咯血的顾虑,增强治疗的信心。

(四)补充营养,增强体力

频繁的咳嗽和大量脓痰的产生需消耗营养,咳嗽可导致恶心、呕吐,痰臭可使患者食欲缺乏。因此,摄取足够的营养对增加抵抗力、补充机体的消耗很重要。

(1)给予高热量、高蛋白、高维生素和易消化的饮食。

(2)鼓励患者多喝开水,以保持水及电解质平衡。

(3)嘱患者应少食多餐,避免冰冷的食物,以免刺激咳嗽。

(4)嘱患者忌饮浓茶、咖啡等刺激性饮料。

(5)大量咯血时禁食,咯血停止后或少量咯血时可给予流食或半流质饮食。

(6)嘱患者保持大便通畅,多吃水果和蔬菜。必要时给缓泻剂。

(五)保持口腔清洁,增进食欲

(1)体位引流后,消除痰液咳出引起的口臭,每次引流完毕需帮助患者清洁口腔,用漱口水彻底漱口。

(2)嘱患者经常保持口腔清洁,吃饭前、后应清洁口腔。

第五节 肺 炎

肺炎是指终末气道、肺泡腔及肺间质等的肺实质炎症。病因以感染最常见,该病可由病原微生物、理化因素等引起。尽管新的强效抗生素不断投入应用,但该病的发病率和病死率仍很高,其原因可能与下述因素有关:病原体变迁,易感人群结构改变,医院获得性肺炎发病率增加,病原学诊断困难,不合理地应用抗生素引起细菌耐药性升高等。老年人或机体免疫功能低下者(如应用免疫制剂者,肿瘤、糖尿病、尿毒症、获得性免疫缺陷综合征患者,做过大型手术者)并发肺炎时,治疗尤为困难,病死率高。

一、病因与分类

(一)病因

正常的呼吸道免疫防御机制使气管隆突以下的呼吸道保持无菌。是否发生肺炎取决于两个因素:病原体和宿主因素。如果病原体数量多,毒力强和/或宿主呼吸道局部和全身免疫防御系统损害,即可发生肺炎。

(二)分类

1.按病因分类

按病因分类对于肺炎的治疗有决定性意义。

(1)细菌性肺炎:最为常见,约占肺炎的80%。最常见的病原菌是肺炎链球菌,其次为金黄色葡萄球菌、克雷伯菌等。

(2)病毒性肺炎:由冠状病毒、流感病毒、麻疹病毒、腺病毒等感染。

(3)非典型病原体所致肺炎:由支原体、衣原体、军团菌等感染。

(4)真菌性肺炎:由白色假丝酵母、曲霉、放线菌等感染。

(5)其他病原体所致肺炎:由弓形体、原虫、寄生虫、立克次体等感染。

(6)理化因素所致的肺炎:如放射性损伤引起的放射性肺炎,重者可发展为肺广泛纤维化。吸入刺激性气体等化学物质亦可引起该类肺炎。

2.按感染来源分类

(1)社区获得性肺炎(community acquired pneumonia,CAP):也称院外肺炎,是指在医院外罹患的感染性肺实质炎症,包括有明确潜伏期的病原体感染,而在入院后平均潜伏期内发病的肺炎。传播途径为吸入飞沫、空气传播或血源传播。

(2)医院获得性肺炎(hospital acquired pneumonia,HAP):简称医院内肺炎,是指患者在入院时不存在肺炎,也不处于潜伏期,而是在住院48小时后发生的感染,也包括出院后48小时内发生的肺炎。医院获得性肺炎日益受到重视,占全院院内感染的第3位。该病多继发于各种原发疾病,以呼吸机相关肺炎最为多见,治疗和预防较困难。

3.按解剖分类

(1)大叶性(肺泡性)肺炎:病原体先在肺泡内引起炎症,经肺泡间孔向其他肺泡扩散,致使病变累及单个、多个肺叶或整个肺段,又称肺泡性肺炎。主要表现为肺实质炎症,通常不累及支气管,致病菌多为肺炎链球菌。

(2)小叶性(支气管性)肺炎:病原体经支气管入侵,引起细支气管、终末细支气管及肺泡的炎症。该病多继发于其他疾病,如支气管炎、支气管扩张、上呼吸道病毒感染。其病原体有肺炎链球菌、金黄色葡萄球菌、流感病毒及肺炎支原体等。

(3)间质性肺炎:是以肺间质为主的炎症,可由细菌或病毒引起,累及支气管壁、支气管周围组织及肺泡壁。由于病变在肺间质,呼吸道症状较轻,异常体征较少。

二、临床表现

(一)细菌性肺炎

起病多急骤,出现高热(体温可在数小时内高达 39 ℃),呈稽留热,患者打寒战或畏寒,全身肌肉酸痛,可有患侧胸部疼痛,咳嗽或深呼吸时加剧。痰少,可带血或呈铁锈色,偶有恶心、呕吐、腹泻或腹痛。

(二)病毒性肺炎

各种病毒感染的起始症状各异,而临床表现一般较轻,起病缓慢,患者出现头痛、乏力、发热、咳嗽的症状,咳少量黏痰或血痰。

(三)肺炎支原体肺炎

多数感染者仅累及上呼吸道。潜伏期为 2～3 周,潜伏期后可表现为畏寒、发热,伴有乏力、头痛、咽痛、咳嗽、食欲减退、肌肉酸痛、全身不适及耳痛等症状。少数患者有关节痛和关节炎症状。

(四)肺炎衣原体肺炎

青少年常有声音嘶哑、干咳伴发热、咽痛等症状,可持续数周之久;成年人的肺炎多较重;老年人往往需要住院和呼吸支持治疗。持续性咳嗽是该病的主要特点。

三、诊断要点

(一)肺炎的诊断

1.症状与体征

一般急性起病,典型表现为突然畏寒、发热,或先有短暂上呼吸道感染史,咳嗽、咳痰或伴胸闷、胸痛。胸部病变区叩诊呈浊音或实音,听诊有肺泡呼吸音减弱,或管样呼吸音,可闻及湿啰音。

2.胸部 X 线检查

检查发现以肺泡浸润为主,呈肺叶、肺段分布的炎性浸润影,或呈片状或条索状影,密度不均匀,沿支气管分布。

3.实验室检查

检查包括以下几项。①血常规检查:细菌性肺炎可见白细胞计数和中性粒细胞比例升高,年老体弱者、酗酒者、免疫功能低下者的白细胞计数可不升高,但中性粒细胞比例仍高。②病原学检查:痰涂片革兰染色有助于初步诊断,但易受咽喉部定植菌的污染,为避免污染,应在漱口后取深部咳出的痰液送检,或经纤维支气管镜取标本检查,结合细菌培养,诊断敏感性较高。必要时做血液、胸腔积液的细菌培养,以明确诊断。

(二)评估严重程度

如果肺炎诊断成立,评估病情的严重程度对于决定在门诊治疗还是入院治疗至关重要。肺炎的严重程度取决于3个主要因素:局部炎症程度、肺部炎症的播散和全身炎症反应程度。此外,患者有以下危险因素会增加肺炎的严重程度和死亡危险。

1.病史

年龄>65岁;存在基础疾病或相关因素,如有慢性阻塞性肺疾病、糖尿病、慢性心脏病、肾衰竭、慢性肝病,神志异常,长期酗酒或营养不良。

2.体征

呼吸频率>30次/分,脉搏≥120次/分,血压<12.0/8.0 kPa(90/60 mmHg),体温≥40 ℃或≤35 ℃,有意识障碍,存在肺外感染病灶(如脑膜炎)甚至败血症等。

3.实验室和影像学

白细胞计数>20×10^9/L 或<4×10^9/L,PaO_2<8.0 kPa(60 mmHg),$PaCO_2$>6.7 kPa(50 mmHg),血红蛋白含量<90 g/L。有感染中毒症状或弥散性血管内凝血的证据,例如,血培养结果呈阳性,有代谢性酸中毒,凝血酶原时间和部分凝血活酶时间延长,血小板计数减少。胸片病变累及一个肺叶以上,出现空洞,病灶迅速扩散或出现胸腔积液。

4.参考标准

美国感染性疾病学会/美国胸科学会发表了《成人 CAP 处理共识指南》,其中,重症肺炎的标准如下。

(1)主要标准:①需要有创机械通气;②感染性休克需要血管收缩剂治疗。

(2)次要标准:①呼吸频率>30次/分;②氧合指数(PaO_2/FiO_2)<3.3 kPa(25 mmHg);③多肺叶浸润;④有意识障碍/定向障碍;⑤血尿素氮>0.2 g/L;⑥白细胞计数减少(<4.0×10^9/L);⑦血小板计数减少(<10.0×10^9/L);⑧体温低(<36 ℃);⑨血压低,需要强力的液体复苏。符合一项主要标准或 3 项以上次要标准者可诊断为重症肺炎。

四、治疗要点

抗感染治疗是肺炎治疗的最主要环节。抗生素治疗后 48～72 小时应对病情进行评价,治疗有效表现为体温下降、症状改善、白细胞计数逐渐降低或恢复正常,而 X 线胸片病灶吸收较迟。

五、护理

(一)护理评估

评估患者的生命体征,特别是体温的变化。评估患者的临床表现,例如,有无呼吸困难,是否发绀,有无精神神经症状,痰液的色、质、量。此外,应评估患者的心理-社会状况,有无焦虑或恐惧等负面情绪,同时了解患者及其家属对治疗的信心和对疾病的认知程度。

(二)护理措施

1.体温过高的护理

(1)休息与生活护理:发热患者应卧床休息,以减少耗氧量,缓解头痛、肌肉酸痛等症状。病房安静,环境适宜,室温为 18～20 ℃,相对湿度为 50%～60%。做好口腔护理,鼓励患者经常漱口。对有口唇疱疹者局部涂抗病毒软膏,防止继发感染。

(2)饮食与补充水分:给予能提供足够热量、蛋白质和维生素的流质或半流质,以补充高热引起的营养物质消耗。鼓励患者多饮水,1～2 L/d。对轻症者无须静脉补液,对失水明显者可遵医嘱静脉补液,保持血钠<145 mmol/L,尿比重<1.020,补充因发热而丢失的水和盐,加快毒素排泄和热量散发。对心脏病患者或老年人应注意补液速度,避免补液过快导致急性肺水肿。

(3)降温护理:患者高热时可采用酒精擦浴,用冰袋、冰帽等措施进行物理降温,以逐渐降温为宜,防止虚脱。要预防儿童惊厥。患者出汗时,及时协助其擦汗、更换衣服。

(4)病情观察:监测并记录生命体征,以便观察热型,协助医师明确诊断。重症肺炎不一定有高热,重点观察儿童、老年人、久病体弱者的病情变化。

(5)用药护理:遵医嘱使用抗生素,观察疗效和不良反应。

2.清理呼吸道的护理

(1)环境:为患者提供安静、整洁、舒适的环境,保持室内空气新鲜,注意通风。

(2)饮食护理:鼓励患者饮水,足够的水分可保证呼吸道黏膜的湿润和病变黏膜的修复,利于痰液稀释和排出。

(3)病情观察:密切观察咳嗽、咳痰的情况,详细记录痰液的色、质、量。正确收集痰标本,及时送检。

（4）促进有效排痰的方法如下。

深呼吸和有效咳嗽：适用于神志清醒、一般状况良好、能够配合的患者,有助于气道远端分泌物的排出。指导患者掌握有效咳嗽的正确方法：①患者尽可能采用坐位,先进行5～6次深而慢的呼吸,后深吸气至膈肌完全下降,屏气3～5秒,继而缩唇,缓慢地通过口腔将肺内气体呼出,再深吸一口气后屏气3～5秒,身体前倾,从胸腔进行2～3次短促有力的咳嗽,咳嗽的同时收缩腹肌,或用手按压上腹部,帮助痰液咳出。②经常更换体位有利于痰液咳出。

胸部叩击：胸部叩击适用于久病体弱、长期卧床、排痰无力者,禁用于未经引流的气胸、肋骨骨折、有病理性骨折史、咯血、低血压及肺水肿患者。方法：患者取侧卧位或在他人协助下取坐位,叩击者两手的手指弯曲并拢,使掌侧呈杯状,以手腕的力量,从肺底自下而上,由外向内,迅速而有节律地叩击胸壁,震动气道,对每一片肺叶叩击1～3分钟,每分钟120～180次,叩击时发出一种空而深的拍击音表明手法正确。注意事项：①听诊肺部有无呼吸音异常及干啰音、湿啰音,明确病变部位。②叩击时避开乳房、心脏、骨突部位。③叩击力量适中,以患者不感到疼痛为宜;每次叩击时间以5～15分钟为宜,应安排在餐后2小时或餐前30分钟进行,以避免治疗中发生呕吐;操作时应密切注意患者的反应。④操作后患者休息,协助其做好口腔护理,消除痰液的气味;询问患者的感受,观察痰液情况,复查生命体征、肺部呼吸音及啰音的变化。

机械吸痰：适用于无力咳出黏稠痰液、意识不清或排痰困难者。可经患者的口、鼻腔、气管插管或气管切开处进行负压吸痰。

用药护理：遵医嘱给予抗生素、止咳药物、祛痰药物及雾化吸入,掌握药物的疗效和不良反应。不滥用药物,如排痰困难者勿自行服用强效镇咳药。

3.潜在并发症

感染性休克的护理。

（1）病情监测。①生命体征：有无心率加快、脉搏细速、血压下降、脉压变小、体温不升或高热、呼吸困难等,必要时进行心电监护。②精神和意识状态：有无精神萎靡、表情淡漠、烦躁不安、神志模糊等。③皮肤、黏膜：有无发绀、肢端湿冷。④出入量：有无尿量减少,疑有休克应测量每小时尿量及尿比重。⑤实验室检查：有无血气分析等指标的变化。

（2）感染性休克的抢救配合：发现异常情况,立即通知医师,准备好物品,积极配合抢救。

体位：给患者取仰卧中凹位,抬高头胸部20°,抬高下肢约30°,这样有利于呼吸和静脉血回流。

吸氧:给予高流量吸氧,维持 $PaO_2 > 8.0$ kPa(60 mmHg),改善缺氧状况。

补充血容量:快速建立两条静脉通路,遵医嘱给予右旋糖酐或平衡液以维持有效血容量,降低血液黏滞度,防止弥散性血管内凝血;如果患者有明显酸中毒,可静脉滴注 5%的碳酸氢钠,因其配伍禁忌较多,宜单独输入。随时监测患者的一般情况、血压、尿量、尿比重;监测中心静脉压,作为调整补液速度的指标,中心静脉压 < 0.5 kPa,可放心输液,达到 1.0 kPa 应慎重,输液不宜过快,以免诱发急性心力衰竭。下列证据提示血容量已补足:口唇红润,肢端温暖,收缩压为 > 12.0 kPa(90 mmHg),尿量 > 30 mL/h。

用药护理:①遵医嘱输入多巴胺、间羟胺等血管活性药物。根据血压调整滴速,以维持收缩压为 $12.0 \sim 13.3$ kPa($90 \sim 100$ mmHg),保证重要器官的血液供应,改善微循环。②联合使用广谱抗菌药物来控制感染时,应注意药物的疗效和不良反应。

(三)健康指导

1.疾病预防指导

向患者及其家属讲解肺炎的病因和诱因。嘱患者注意休息,劳逸结合,防止过度疲劳;参加体育锻炼,增强体质;避免受凉、淋雨、吸烟、酗酒。对免疫功能低下者、慢性阻塞性肺疾病患者、支气管扩张患者、长期卧床者、年老体弱者,应注意经常改变体位,为其翻身、拍背,使其咳出气道痰液,并注射肺炎疫苗。

2.疾病知识指导

指导患者遵医嘱按时服药,了解药物的作用、疗程和不良反应,定期随访。出现发热、心律失常、咳嗽、咳痰、胸痛等症状时,应及时就诊。

第三章

消化内科护理

第一节　消化性溃疡

消化性溃疡主要指发生在胃和十二指肠的慢性溃疡,即胃溃疡和十二指肠溃疡,因溃疡的形成与胃酸/胃蛋白酶的消化作用有关而得名。溃疡的黏膜缺损超过黏膜肌层,不同于糜烂。

一、护理评估

(一)一般评估

1.患病及治疗经过

询问发病的有关诱因和病因,例如发病是否与天气变化,饮食不当或情绪激动有关;有无暴饮暴食、喜食酸辣等刺激性食物的习惯;是否嗜烟酒;有无经常服用 NSAID 药物史;家族中有无溃疡病者等。询问患者的病程经过,例如首次疼痛发作的时间,疼痛与进食的关系,是餐后还是空腹出现,有无规律,部位及性质如何,应用何种方法能缓解疼痛。曾做过何种检查和治疗,结果如何。

2.患者主诉与一般情况

询问患者有无恶心、呕吐、嗳气、反酸等其他消化道症状,有无呕血、黑便、频繁呕吐等症状。询问此次发病与既往有无变化,日常休息与活动如何等。

3.相关记录

腹痛、体重、体位、饮食、药物、出入量等记录结果。

(二)身体评估

1.头颈部

有无痛苦表情、消瘦、贫血貌等。

2.腹部

(1)上腹部有无固定压痛点,有无胃蠕动波,全腹有无压痛、反跳痛,有无腹肌紧张。

(2)有无空腹振水音,腹部有无肠鸣音变化(亢进、减弱或消失)。

3.其他

有无因腹部疼痛而发生的体位改变等。

(三)常用药物治疗效果的评估

1.抗酸药评估要点

(1)用药剂量、时间、用药的方法(静脉注射、口服)的评估与记录。

(2)有无磷缺乏症表现:食欲缺乏、软弱无力等症状,甚至有骨质疏松的表现。

(3)有无严重便秘、代谢性碱中毒与钠潴留,甚至肾损害。服用镁剂应注意有无腹泻。

2.H_2受体阻滞剂评估要点

(1)用药剂量、时间、用药的方法(静脉注射、口服)的评估与记录,静脉给药应注意控制速度,速度过快可引起低血压和心律失常。

(2)注意监测肝、肾功能,注意有无头痛、头晕、疲倦、腹泻及皮疹等反应,因药物可随母乳排出,哺乳期应停止用药。

3.质子泵抑制剂的评估要点

(1)患者自觉症状:有无头晕、腹泻等症状。

(2)有无皮肤等反应:例如荨麻疹、皮疹、瘙痒、头痛、口苦、肝功能异常等。

二、护理措施

(一)休息与活动

溃疡活动期且症状较重者,嘱其卧床休息几天至1~2周,可使疼痛等症状缓解。病情较轻者则应鼓励其适当活动,以分散注意力。

(二)指导缓解疼痛

注意观察及详细了解患者疼痛的规律和特点,并按其疼痛特点指导缓解疼痛的方法。如十二指肠溃疡表现为空腹痛或午夜痛,指导患者在疼痛前或疼痛时进食碱性食物(如苏打饼干等),或服用制酸剂。也可采用局部热敷或针灸止痛。

(三)合理饮食

选择营养丰富,易消化的食物。症状重者以面食为主。避免食用机械性和化学性刺激强的食物。以少食多餐为主,每天进食4～5次,避免过饱,进食宜细嚼慢咽,以增加唾液分泌,稀释和中和胃酸。

(四)用药护理

应严格按医嘱用药,并注意观察常用药的不良反应,发现问题及时处理。

(五)心理护理

多关心体贴患者,使患者保持良好的情绪,因为过分焦虑和恐惧往往更易诱发和加重消化性溃疡。

(六)健康教育

1.帮助患者认识和去除病因

讲解引起和加重溃疡病的相关因素,指导其保持乐观情绪,规律生活。

2.饮食指导

建立合理的饮食习惯和结构,戒除烟酒,避免摄入刺激性食物。饮食宜清淡、易消化、富营养,少食多餐。

3.用药原则

指导患者按医嘱正确服药,学会观察药效及不良反应,不随便停药或减量,防止溃疡复发。指导患者慎用或勿用致溃疡的药物,如阿司匹林、咖啡因、泼尼松等。

4.适当活动计划

制订个体化的活动计划,选择合适的锻炼方式,提高机体抵抗力。

5.自我观察

教会患者出院后的某些重要指标的自我监测,如腹痛、呕吐、黑便等监测并正确记录。

6.及时就诊的指标

(1)上腹疼痛节律发生变化或疼痛加剧。

(2)出现呕血、黑便等。

三、护理效果评估

(1)患者情绪稳定,上腹部疼痛减轻并渐消失。

（2）患者坚持按医嘱正确服药。

（3）患者能戒除烟酒，饮食规律，建立合理的饮食方式和结构，营养指标在正常范围内。

第二节　反流性食管炎

反流性食管炎（reflux esophagitis，RE），是指胃、十二指肠内容物反流入食管所引起的食管黏膜炎症、糜烂、溃疡和纤维化等病变，甚至引起咽喉、气道等食管以外的组织损害。其发病男性多于女性，男女比例为（2～3）：1，发病率为1.92%。随着年龄的增长，食管下段括约肌收缩力的下降，胃、十二指肠内容物自发性反流，而使老年人反流性食管炎的发病率有所增加。

一、病因与发病机制

（一）抗反流屏障削弱

食管下括约肌是指食管末端3～4 cm长的环形肌束。正常人静息时压力为1.3～4.0 kPa（10～30 mmHg），为一高压带，防止胃内容物反流入食管。由于年龄的增长，机体老化导致食管下括约肌的收缩力下降引起食物反流。一过性食管下括约肌松弛也是反流性食管炎的主要发病机制。

（二）食管清除作用减弱

正常情况下，一旦发生食物的反流，大部分反流物通过1～2次食管自发和继发性的蠕动性收缩将食管内容物排入胃内，即容量清除，剩余的部分则由唾液缓慢地中和。老年人食管蠕动缓慢和唾液产生减少，影响了食管的清除作用。

（三）食管黏膜屏障作用下降

反流物进入食管后，可以凭借食管上皮表面黏液、不移动水层和表面HCO_3^-、复层鳞状上皮等构成上皮屏障，以及黏膜下丰富的血液供应构成的后上皮屏障，发挥其抗反流物对食管黏膜损伤的作用。随着机体老化，食管黏膜逐渐萎缩，黏膜屏障作用下降。

二、护理评估

（一）健康史

询问患者的饮食结构及习惯、有无长期服用药物史。

(二)身体评估

1.反流症状

反酸、反食、反胃(指胃内容物在无恶心和不用力的情况下涌入口腔)、嗳气等,多在餐后明显或加重,平卧或躯体前屈时易出现。

2.反流物引起的刺激症状

胸骨后或剑突下烧灼感、胸痛、吞咽困难等。常由胸骨下段向上伸延,常在餐后 1 小时出现,平卧、弯腰或腹压增高时可加重。反流物刺激食管痉挛导致胸痛,常发生在胸骨后或剑突下。严重时可为剧烈刺痛,可放射到后背、胸部、肩部、颈部、耳后,有的酷似心绞痛的特点。

3.其他症状

咽部不适,有异物感、棉团感或堵塞感,可能与酸反流引起食管上段括约肌压力升高有关。

4.并发症

(1)上消化道出血:因食管黏膜炎症、糜烂及溃疡可以导致上消化道出血。

(2)食管狭窄:食管炎反复发作致使纤维组织增生,最终导致瘢痕性狭窄。

(3)Barrett 食管:在食管黏膜的修复过程中,食管-贲门交界处 2 cm 以上的食管鳞状上皮被特殊的柱状上皮取代,称之为 Barrett 食管。Barrett 食管发生溃疡时,又称 Barrett 溃疡。Barrett食管是食管癌的主要癌前病变,其腺癌的发生率较正常人高 30～50 倍。

(三)辅助检查

1.内镜检查

内镜检查是反流性食管炎最准确、最可靠的诊断方法,能判断其严重程度和有无并发症,结合活检可与其他疾病相鉴别。

2.24 小时食管 pH 监测

应用便携式 pH 记录仪在生理状态下对患者进行 24 小时食管 pH 连续监测,可提供食管是否存在过度酸反流的客观依据。在进行该项检查前 3 天,应停用抑酸药与促胃肠动力的药物。

3.食管吞钡 X 线检查

对不愿意接受或不能耐受内镜检查者行该检查。严重患者可发现阳性 X 线征。

(四)心理社会状况

反流性食管炎长期持续存在,病情反复、病程迁延,因此患者会出现食欲减退,体重下降,导致患者心情烦躁、焦虑;合并消化道出血时会使患者紧张、恐惧。应注意评估患者的情绪状态及对本病的认知程度。

三、常见护理诊断及问题

(一)疼痛:胸痛

胸痛与胃食管黏膜炎性病变有关。

(二)营养失调:低于机体需要量

营养失调与害怕进食、消化吸收不良等有关。

(三)有体液不足的危险

危险与合并消化道出血引起活动性体液丢失、呕吐及液体摄入量不足有关。

(四)焦虑

焦虑与病情反复、病程迁延有关。

(五)知识缺乏

缺乏对反流性食管炎病因和预防知识的了解。

四、诊断要点与治疗原则

(一)诊断要点

临床上有明显的反流症状,内镜下有反流性食管炎的表现,食管过度酸反流的客观依据即可做出诊断。

(二)治疗原则

以药物治疗为主,对药物治疗无效或发生并发症者可做手术治疗。

1.药物治疗

目前多主张采用递减法,即开始使用质子泵抑制剂加促胃肠动力药,迅速控制症状,待症状控制后再减量维持。

(1)促胃肠动力药:目前主要常用的药物是西沙必利。常用量为每次 5～15 mg,每天 3～4 次,疗程8～12 周。

(2)抑酸药。①H_2 受体阻滞剂(H_2RA):西咪替丁 400 mg、雷尼替丁 150 mg、法莫替丁20 mg,每天2 次,疗程 8～12 周。②质子泵抑制剂(PPI):奥美拉唑20 mg、兰索拉唑 30 mg、泮托拉唑 40 mg、雷贝拉唑 10 mg 和埃索美拉唑 20 mg,一日 1 次,疗程 4～8 周。③抗酸药:仅用于症状轻、间歇发作的患者作为临时缓解症状用。反流性食管炎有并发症或停药后很快复发者,需要长期维持治疗。H_2RA、西沙必利、PPI 均可用于维持治疗,其中以 PPI 效果最好。维持治疗的剂量因患者而异,以调整至患者无症状的最低剂量为合适剂量。

2.手术治疗

手术为不同术式的胃底折叠术。手术指征为以下几点。①严格内科治疗无效。②虽经内科治疗有效,但患者不能忍受长期服药。③经反复扩张治疗后仍反复发作的食管狭窄。④确证由反流性食管炎引起的严重呼吸道疾病。

3.并发症的治疗

(1)食管狭窄:大部分狭窄可行内镜下食管扩张术治疗。扩张后予以长程PPI维持治疗可防止狭窄复发。少数严重瘢痕性狭窄需行手术切除。

(2)Barrett食管:药物治疗是预防Barrett食管发生和发展的重要措施,必须使用PPI治疗及长期维持。

五、护理措施

(一)一般护理

为减少平卧时及夜间反流可将床头抬高15~20 cm。避免睡前2小时内进食,白天进餐后亦不宜立即卧床。应避免食用使食管下括约肌压力降低的食物和药物,如高脂肪、巧克力、咖啡、浓茶及硝酸甘油、钙通道阻滞剂等。应戒烟及禁酒。减少一切影响腹压增高的因素,如肥胖、便秘、紧束腰带等。

(二)用药护理

遵医嘱给予药物治疗,注意观察药物的疗效及不良反应。

1.H_2受体阻滞剂

药物应在餐中或餐后即刻服用,若需同时服用抗酸药,则两药应间隔1小时以上。若静脉给药应注意控制速度,过快可引起低血压和心律失常。西咪替丁对雄性激素受体有亲和力,可导致男性乳腺发育、阳痿以及性功能紊乱,应做好解释工作。该药物主要通过肾排泄,用药期间应监测肾功能。

2.质子泵抑制剂

奥美拉唑可引起头晕,应嘱患者用药期间避免开车或做其他必须高度集中注意力的工作。兰索拉唑的不良反应包括荨麻疹、皮疹、瘙痒、头痛、口苦、肝功能异常等,轻度不良反应不影响继续用药,较严重时应及时停药。泮托拉唑的不良反应较少,偶可引起头痛和腹泻。

3.抗酸药

该药在饭后1小时和睡前服用。服用片剂时应嚼服,乳剂给药前应充分摇匀。

抗酸剂应避免与奶制品、酸性饮料及食物同时服用。

（三）饮食护理

（1）指导患者有规律地定时进餐，饮食不宜过饱，选择营养丰富，易消化的食物。避免摄入过咸、过甜、过辣的刺激性食物。

（2）制定饮食计划：与患者共同制订饮食计划，指导患者及家属改进烹饪技巧，增加食物的色、香、味，刺激患者食欲。

（3）观察并记录患者每天进餐次数、量、种类，以了解其摄入营养素的情况。

六、健康指导

（一）疾病知识的指导

向患者及家属介绍本病的有关病因，避免诱发因素。保持良好的心理状态，平时生活要有规律，合理安排工作和休息时间，注意劳逸结合，积极配合治疗。

（二）饮食指导

指导患者加强饮食卫生和饮食营养，养成有规律的饮食习惯；避免过冷、过热、辛辣等刺激性食物及浓茶、咖啡等饮料；嗜酒者应戒酒。

（三）用药指导

根据病因及病情进行指导，嘱患者长期维持治疗，介绍药物的不良反应，如有异常及时复诊。

第三节　胃　　炎

胃炎是不同病因所致的胃黏膜慢性炎症，常伴有上皮损伤和细胞再生。按发病的缓急和病程长短可分为急性胃炎和慢性胃炎。发病率在胃病中居首位。最常引起胃黏膜炎症的药物是非甾体抗炎药物（阿司匹林、吲哚美辛等），与幽门螺杆菌感染密切相关。

一、临床表现

（一）急性胃炎

急性胃炎常由服用非甾体抗炎药物引起。以突发的呕血和/或黑便、上腹不适或隐痛为症状而就诊。内镜检查多数可发现胃黏膜急性糜烂出血的表现。

（二）慢性胃炎

慢性胃炎多由幽门螺杆菌感染引起。无特异性症状，部分患者有上腹痛或不适、食欲缺乏、反酸、嗳气、恶心等消化不良表现。

二、治疗

(一)急性胃炎

针对原发疾病和病因采取防治措施。积极抑制胃酸分泌,保护胃黏膜。

(二)慢性胃炎

根除幽门螺杆菌,对症用药。并抑酸或抗酸治疗,增强胃黏膜防御、动力促进剂等。

三、护理

(一)护理评估

1.生活习惯

了解患者是否饮食不规律,是否长期服用非甾体抗炎药物,嗜好烟酒及刺激性食物。

2.消化道症状

了解腹部不适与进食的关系。有无反酸、胃灼热、腹胀等症状。

(二)护理措施

1.营养失调的护理

(1)急性发作期:有消化道出血症状者暂时禁食,由静脉补充足够的水分、能量以及电解质。症状稍缓解后,可给予清淡流质饮食,如米汤、藕粉、薄面汤等。

(2)病情缓解期:给予易消化及无刺激的少渣半流质饮食,如大米粥、皮蛋肉末粥、蒸蛋羹。当病情进一步缓解时,可用少渣软食,如米饭、汤面等。

(3)恢复期:注意增加营养,可挑选一些富含生物价值高的蛋白质和维生素的食物,防止贫血和营养不良的发生,如猪肝、蛋黄、动物全血等富含血红素铁的食品,注意维生素 C 和 B 族维生素的补充,适量增加新鲜蔬菜和水果,促进铁吸收。注意培养良好的饮食习惯,少食多餐,定时定量,细嚼慢咽,避免暴饮暴食,忌吃油炸食品,少用咖啡、酒、辣椒、芥末、胡椒等刺激性调味品,食物要加工得细、碎、软、烂;烹调方法多采用蒸、煮、炖。

2.舒适度改变的护理

(1)病情观察:观察消化道症状如呕血、黑便的颜色、性质、量;观察腹痛或腹部不适的部位、持续时间和性质;观察用药后患者症状的改善情况。

(2)休息与活动:急性期卧床休息。病情缓解期合理安排休息与工作,生活规律,劳逸结合。

3.用药指导及效果观察

(1)质子泵抑制剂:埃索美拉唑、奥美拉唑、泮托拉唑等,应餐前服药,偶有胃肠道反应及头晕、嗜睡等中枢神经症状,用药期间避免开车或高空作业。

(2)抗幽门螺杆菌药:遵医嘱口服抗菌药物,根治幽门螺杆菌,达治愈标准。餐后口服,以减少对胃黏膜的损害。

(3)输注质子泵抑制剂、抗菌药物以及营养药物时注意保护静脉和观察上述不良反应。

4.健康教育

(1)禁用或慎用阿司匹林等对胃黏膜有刺激作用的药物;应限制盐的摄入并补充新鲜的水果及蔬菜;长期饮用浓茶、咖啡、过冷、过热食物可损伤胃黏膜,应注意避免。

(2)加强饮食卫生和饮食营养。

(3)生活规律,避免劳累,适当锻炼,增强抵抗力。

(4)遵医嘱规律用药,不能私自减量或停用,根除幽门螺杆菌。

(5)定期复查,预防癌变。

(三)护理效果评估

(1)消化道症状减轻或消失。

(2)营养状况良好。

(3)知晓疾病诱因,远离不良因素。

第四节　肝　硬　化

一、疾病概述

(一)概念和特点

肝硬化是各种慢性肝病发展的晚期阶段。病理上以肝脏弥漫性纤维化、再生结节和假小叶形成为特征。临床上,起病隐匿,病程发展缓慢,晚期以肝功能减退和门静脉高压为主要表现,常出现多种并发症。

肝硬化是临床常见病,世界范围内的年发病率约为 100/10 万,发病高峰年龄在 35～50 岁,男性多见,出现并发症时死亡率高。

(二)相关病理生理

肝硬化的病理改变主要是正常肝小叶结构被假小叶所替代后,在大体形态上:肝脏早期肿大、晚期明显缩小,质地变硬。

肝硬化的病理生理改变主要是肝功能减退(失代偿)和门静脉高压,临床上表现为由此而引起的多系统、多器官受累所产生的症状和体征,进一步发展可产生一系列并发症。

(三)肝硬化的病因

引起肝硬化的病因很多,在我国以病毒性肝炎为主,欧美国家以慢性酒精中毒多见。

(1)病毒性肝炎:主要为乙型、丙型和丁型肝炎病毒的重叠感染,通常经过慢性肝炎阶段演变而来,急性或亚急性肝炎如有大量肝细胞坏死和肝纤维化可以直接演变为肝硬化,乙型和丙型或丁型肝炎病毒的重叠感染可加速发展至肝硬化。

(2)慢性酒精中毒:长期大量饮酒(一般为每天摄入酒精 80 g 达 10 年以上),乙醇及其代谢产物(乙醛)的毒性作用,引起酒精性肝炎,继而可发展为肝硬化。

(3)非酒精性脂肪性肝炎:非酒精性脂肪性肝炎可发展成肝硬化。

(4)胆汁淤积:持续肝内胆汁淤积或肝外胆管阻塞时,高浓度胆酸和胆红素对肝细胞有损害作用,引起原发性胆汁性肝硬化或继发性胆汁性肝硬化。

(5)肝静脉回流受阻:慢性充血性心力衰竭、缩窄性心包炎、肝静脉阻塞综合征、肝小静脉闭塞等引起肝脏长期淤血缺氧,引起肝细胞坏死和纤维化。

(6)遗传代谢性疾病:先天性酶缺陷疾病,致使某些物质不能被正常代谢而沉积在肝脏,如肝豆状核变性(铜沉积)、血色病(铁沉积)、α_1-抗胰蛋白酶缺乏症等。

(7)工业毒物或药物:长期接触四氯化碳、磷、砷等或服用双醋酚汀、甲基多巴、异烟肼等可引起中毒性或药物性肝炎而演变为肝硬化;长期服用甲氨蝶呤可引起肝纤维化而发展为肝硬化。

(8)自身免疫性肝炎可演变为肝硬化。

(9)血吸虫病:虫卵沉积于汇管区,引起肝纤维化组织增生,导致窦前性门静脉高压,亦称为血吸虫病性肝硬化。

(10)隐源性肝硬化:部分原因不明的肝硬化。

(四)临床表现

1.代偿期肝硬化

症状轻且无特异性。可有乏力、食欲减退、腹胀不适等。患者营养状况一般,可触及肿大的肝脏、质偏硬,脾可肿大。肝功能检查正常或仅有轻度酶学异常。常在体检或手术中被偶然发现。

2.失代偿期肝硬化

临床表现明显,可发生多种并发症。

(1)症状有以下几种。

全身症状:乏力为早期症状,其程度可自轻度疲倦至严重乏力。体重下降往往随病情进展而逐渐明显。少数患者有不规则低热,与肝细胞坏死有关,但注意与合并感染、肝癌鉴别。

消化道症状:食欲缺乏为常见症状,可有恶心、偶伴呕吐。腹胀亦常见,与胃肠积气、腹水和肝脾大等有关,腹水量大时,腹胀成为患者最难忍受的症状。腹泻往往表现为对脂肪和蛋白质耐受差,稍进油腻肉食即易发生腹泻。部分患者有腹痛,多为肝区隐痛,当出现明显腹痛时要注意合并肝癌、原发性腹膜炎、胆管感染、消化性溃疡等情况。

出血倾向:可有牙龈、鼻腔出血、皮肤紫癜,女性月经过多等。

与内分泌紊乱有关的症状:男性可有性功能减退、男性乳房发育,女性可发生闭经、不孕。部分患者有低血糖的表现。

门脉高压症状:如食管胃底静脉曲张破裂而致上消化道出血时,表现为呕血及黑粪;脾功能亢进可致血细胞减少,贫血而出现皮肤黏膜苍白。

(2)体征。呈肝病容,面色黝黑而无光泽。晚期患者消瘦、肌肉萎缩。皮肤可见蜘蛛痣、肝掌、男性乳房发育。腹壁静脉以脐为中心显露至曲张,严重者脐周静脉突起呈水母状并可听见静脉杂音。黄疸提示肝功能储备已明显减退,黄疸呈持续性或进行性加深提示预后不良。腹水伴或不伴下肢水肿是失代偿期肝硬化最常见表现,部分患者可伴肝性胸腔积液,以右侧多见。

肝脏早期肿大可触及,质硬而边缘钝;后期缩小,肋下常触不到。半数患者可触及肿大的脾,常为中度,少数重度。

各型肝硬化起病方式与临床表现并不完全相同。如大结节性肝硬化起病较急进展较快,门静脉高压症相对较轻,但肝功能损害则较严重;血吸虫病性肝纤维化的临床表现则以门静脉高压症为主,巨脾多见,黄疸、蜘蛛痣、肝掌少见,肝功能损害较轻,肝功能试验多基本正常。

(五)辅助检查

1.实验室检查

血、尿、粪常规,血清免疫学,内镜、腹腔镜,腹水和门静脉压力生化检查(以了解其病因、诱因及潜在的护理问题)。

2.肝功能检查

代偿期大多正常或仅有轻度的酶学异常,失代偿期普遍异常,且异常程度往往与肝脏的储备功能减退程度相关。具体表现为转氨酶升高,血清清蛋白下降、球蛋白升高,A/G倒置,凝血酶原时间延长,结合胆红素升高等。

3.影像学检查

(1)X线检查:食管静脉曲张时行食管吞钡X线检查显示虫蚀样或蚯蚓状充盈缺损,纵行黏膜皱襞增宽,胃底静脉曲张时胃肠钡餐可见菊花瓣样充盈缺损。

(2)腹部超声检查:B超显示肝脏表面不光滑、肝叶比例失调、肝实质回声不均匀等,以及脾大、门静脉扩张和腹水等超声图像。

(3)CT和MRI对肝硬化的诊断价值与B超相似。

(六)治疗原则

本病目前无特效治疗,关键在于早期诊断,针对病因给予相应处理,阻止肝硬化进一步发展,后期积极防治并发症,终末期则只能有赖于肝移植。

二、护理评估

(一)一般评估

1.生命体征

伴感染时可有发热、有心脏功能不全时可有呼吸、脉搏和血压的改变,余无明显特殊变化。

2.患病及治疗经过

询问本病的有关病因,例如有无肝炎或输血史、心力衰竭、胆管疾病;有无长期接触化学毒物、使用损肝药物或嗜酒,其用量和持续时间。有无慢性肠道感染、消化不良、消瘦、黄疸、出血史。有关的检查、用药和其他治疗情况。

3.患者主诉及一般情况

饮食及消化情况,例如食欲、进食量及食物种类、饮食习惯及爱好。有无食欲减退甚至畏食,有无恶心、呕吐、腹胀、腹痛,呕吐物和粪便的性质及颜色。日常休息及活动量、活动耐力、尿量及颜色等。

4.相关记录

体重、饮食、皮肤、肝脏大小、出入量、出血情况、意识等记录结果。

(二)身体评估

1.头颈部

(1)面部颜色有无异常,有无肝病面容,脱发。

(2)患者的精神状态,对人物、时间、地点的定向力(表情淡漠、性格改变或行为异常多为肝脏病的前驱表现)。

2.胸部

呼吸的频率和节律,有无呼吸浅速、呼吸困难和发绀,有无因呼吸困难、心悸而不能平卧,有无胸腔积液形成。

3.腹部

(1)测量腹围有无腹壁紧张度增加、脐疝、腹式呼吸减弱等腹水征象。

(2)腹部有无移动性浊音,大量腹水可有液波震颤。

(3)有无腹壁静脉显露,腹壁静脉曲张时在剑突下,脐周腹壁静脉曲张处可听见静脉连续性潺潺声(结合病例综合考虑)。

(4)肝脾大小、质地、表面情况及有无压痛(结合B超结果综合考虑)。

4.其他

是否消瘦,皮下脂肪消失、肌肉萎缩;皮肤是否干枯、有无黄染、出血点、蜘蛛痣、肝掌等。

(三)心理-社会评估

评估时应注意患者的心理状态,有无个性、行为的改变,有无焦虑、抑郁、易怒、悲观等情绪。并发肝性脑病时,患者可出现嗜睡、兴奋、昼夜颠倒等神经精神症状,应注意鉴别。评估患者及家属对疾病的认识及态度、家庭经济情况和社会支持等。

(四)辅助检查结果评估

1.血常规检查

有无红细胞减少或全血细胞减少。

2.血生化检查

肝功能有无异常,有无电解质和酸碱平衡紊乱,血氨是否增高,有无氮质血症。

3.腹水检查

腹水的性质是漏出液或渗出液,有无找到病原菌或恶性肿瘤细胞。

4.其他检查

钡餐造影检查有无食管胃底静脉曲张,B超检查有无静脉高压征象等。

(五)常用药物治疗效果的评估

1.准确记录患者出入量(尤其是 24 小时尿量)

大量利尿可引起血容量过度降低,心排血量下降,血尿素氮增高。患者皮肤弹性降低,出现直立性低血压和少尿。

2.血生化检查的结果

长期使用噻嗪类利尿剂有可能导致水、电解质紊乱,产生低钠、低氯和低钾血症。

三、主要护理诊断/问题

(一)营养失调

低于机体需要量与肝功能减退、门静脉高压引起食欲减退、消化和吸收障碍有关。

(二)体液过多

体液过多与肝功能减退、门静脉高压引起钠水潴留有关。

(三)潜在并发症

(1)上消化道出血:与食管胃底静脉曲张破裂有关。

(2)肝性脑病:与肝功能障碍、代谢紊乱致神经系统功能失调有关。

四、护理措施

(一)休息与活动

睡眠应充足,生活起居有规律。代偿期患者无明显的精神、体力减退,可适当参加工作,避免过度疲劳;失代偿期患者以卧床休息为主,并视病情适量活动,活动量以不加重疲劳感和其他症状为度。腹水患者宜平卧位,可抬高下肢,以减轻水肿。阴囊水肿者可用拖带托起阴囊,大量腹水者卧床时可取半卧位,以减轻呼吸困难和心悸。

(二)合理饮食

既保证饮食营养又遵守必要的饮食限制是改善肝功能、延缓病情进展的基本措施。与患者共同制订符合治疗需要而又为其接受的饮食计划。饮食治疗原则:高热量、高蛋白质、高维生素、限制水钠、易消化饮食,并根据病情变化及时调整。

(三)用药护理

应严格按医嘱用药,并注意观察常用药的毒副作用,发现问题及时处理。如使用利尿药注意维持水、电解质和酸碱平衡,利尿速度不宜过快,以每天体重减轻不超过 0.5 kg 为宜。

(四)心理护理

多关心体贴患者,使患者保持愉快心情,帮助患者树立治病的信心。

(五)健康教育

1.饮食指导

切实遵循饮食治疗原则和计划,禁酒。

2.用药原则

遵医嘱按时、正确服用相关药物,加用药物需征得医师同意,以免加重肝脏负担和肝功能损害。让患者了解常用药物不良反应及自我观察要点。

3.预防感染的措施

注意保暖和个人卫生保健。

4.适当活动计划

睡眠应充足,生活起居有规律。制订个体化的活动计划,避免过度疲劳。

5.皮肤的保护

沐浴时应注意避免水温过高,或使用有刺激性的皂类和沐浴液,沐浴后使用性质柔和的润肤品;皮肤瘙痒者给予止痒处理,嘱患者勿用手抓搔,以免皮肤破损。

6.及时就诊的指标

(1)患者出现性格、行为改变等可能为肝性脑病的前驱症状时。

(2)出现消化道出血等其他并发症时。

五、护理效果评估

(1)患者自觉症状好转,食欲增加。

(2)患者尿量增加、体重减轻、水肿减轻及其他身体不适有所减轻。

(3)患者能正确记录出入量,测量腹围和体重。

第五节 上消化道大出血

一、疾病概述

(一)概念和特点

上消化道出血是指屈氏韧带以上的消化道,包括食管、胃、十二指肠、胰腺、胆管等病变引起的出血,以及胃空肠吻合术的空肠病变引起的出血。上消化道大出血是指数小时内失血量超过 1 000 mL 或循环血容量的 20%,主要表现为呕血和/或黑便,常伴有血容量减少而引起急性周围循环衰竭,是临床的急症,严重者可导致失血性休克而危及生命。

近年来,本病的诊断和治疗水平有很大的提高,临床资料统计显示,80%~85%急性上消化道大出血患者短期内能自行停止,仅 15%~20%患者出血不止或反复出血,最终死于出血并发症,其中急性非静脉曲张性上消化道出血的发病率在我国仍居高不下,严重威胁人民的生命健康。

(二)相关病理生理

上消化道出血多起因于消化性溃疡侵蚀胃基底血管导致其破裂而引发出血。出血后逐渐影响周围血液循环量,如因出血量多引起有效循环血量减少,进而引发血液循环系统代偿,以致血压降低,心悸、出汗,这急需即刻处理。出血处可能因血块形成而自动止血,但也可能再次出血。

(三)上消化道出血的病因

上消化道出血的病因包括溃疡性疾病、炎症、门脉高压、肿瘤、全身性疾病等。临床上最常见的病因是消化性溃疡,其他依次为急性糜烂出血性胃炎、食管胃底静脉曲张破裂和胃癌。现将病因归纳列述如下。

1.上消化道疾病

(1)食管疾病、食管物理性损伤、食管化学性损伤。

(2)胃、十二指肠疾病:消化性溃疡、Zollinger-Ellison 综合征、胃癌等。

(3)空肠疾病:胃肠吻合术后空肠溃疡、空肠 Crohn 病。

2.门静脉高压引起的食管胃底静脉曲张破裂出血

(1)各种病因引起的肝硬化。

(2)门静脉阻塞:门静脉炎、门静脉血栓形成、门静脉受邻近肿块压迫。

（3）肝静脉阻塞：如 Budd-Chiari 综合征。

3.上消化道邻近器官或组织的疾病

（1）胆管出血：胆囊或胆管结石、胆管蛔虫、胆管癌、肝癌、肝脓肿或肝血管瘤破入胆管等。

（2）胰腺疾病：急慢性胰腺炎、胰腺癌、胰腺假性囊肿、胰腺脓肿等。

（3）其他：纵隔肿瘤或囊肿破入食管、主动脉瘤、肝或脾动脉瘤破入食管等。

4.全身性疾病

（1）血液病：白血病、血友病、再生障碍性贫血、DIC 等。

（2）急性感染：脓毒症、肾综合征出血热、钩端螺旋体病、重症肝炎等。

（3）脏器衰竭：尿毒症、呼吸衰竭、肝衰竭等。

（4）结缔组织病：系统性红斑狼疮、结节性多动脉炎、皮肌炎等。

5.诱因

（1）服用水杨酸类或其他非甾体抗炎药物或大量饮酒。

（2）应激相关胃黏膜损伤：严重感染、休克、大面积烧伤、大手术、脑血管意外等应激状态下,会引起应激相关胃黏膜损伤。应激性溃疡可引起大出血。

（四）临床表现

上消化道大量出血的临床表现主要取决于出血量及出血速度。

1.呕血与黑便

呕血与黑便是上消化道出血的特征性表现。上消化道出血之后,均有黑粪。出血部位在幽门以上者常有呕血。若出血量较少、速度慢亦可无呕血。反之,幽门以下出血如出血量大,速度快,可因血反流入胃腔引起恶心、呕吐而表现为呕血。

呕血多棕褐色呈咖啡渣样,如出血量大,未经胃酸充分混合即呕出,则为鲜红色或有血块。黑粪呈柏油样,黏稠而发亮,当出血量大,血液在肠内推进快,粪便可呈暗红甚至鲜红色。

2.失血性周围循环衰竭

急性大量失血由于循环血容量迅速减少而导致周围循环衰竭。一般表现为头昏、心慌、乏力,突然起立发生晕厥、肢体冷感、心率加快、血压偏低等。严重者呈休克状态。

3.发热

大量出血后,多数患者在 24 小时内出现低热,持续 3～5 天后降至正常。发热原因可能与循环血量减少和周围循环衰竭导致体温调节中枢功能紊乱等因素有关。

4.氮质血症

上消化道大量出血后,由于大量血液蛋白质的消化产物在肠道被吸收,血中尿素氮浓度可暂时增高,称为肠源性氮质血症。一般于一次出血后数小时血尿素氮开始上升,24～48 小时达到高峰,一般不超过 14.3 mmol/L(40 mg/dL),3～4 天后降至正常。

5.贫血和血象

急性大量出血后均有失血性贫血。但在出血的早期,血红蛋白浓度、红细胞计数与血细胞比容可无明显变化。在出血后,组织液渗入血管内,使血液稀释,一般经 3～4 小时以上才出现贫血,出血后 24～72 小时血液稀释到最大限度。贫血程度取决于失血量外,还和出血前有无贫血、出血后液体平衡状态等因素相关。

急性出血患者为正细胞正色素性贫血,在出血后骨髓有明显代偿性增生,可暂时出现大细胞性贫血,慢性失血则呈小细胞低色素性贫血。出血 24 小时内网织红细胞即见增高,出血停止后逐渐降至正常。白细胞计数在出血后 2～5 小时轻至中度升高,血止后 2～3 天才恢复正常。但在肝硬化患者中,如同时有脾功能亢进,则白细胞计数可不升高。

(五)辅助检查

1.实验室检查

测定红细胞、白细胞和血小板计数,血红蛋白浓度、血细胞比容、肝肾功能、大便隐血检查等(以了解其病因、诱因及潜在的护理问题)。

2.内镜检查

出血后 24～48 小时内行急诊内镜检查,可以直接观察出血部位,明确出血的病因,同时对出血灶进行止血治疗是上消化道出血病因诊断的首选检查方法。。

3.X 线钡餐检查

对明确病因亦有价值。主要适用于不宜或不愿进行内镜检查者或胃镜检查未能发现出血原因,需排除十二指肠降段以下的小肠段有无出血病灶者。

4.其他

放射性核素扫描或选择性动脉造影如腹腔动脉、肠系膜上动脉造影帮助确定出血部位,适用于内镜及 X 线钡剂造影未能确诊而又反复出血者。不能耐受 X 线、内镜或动脉造影检查的患者,可作吞线试验,根据棉线有无沾染血迹及其部位,可以估计活动性出血部位。

(六)治疗原则

上消化道大量出血为临床急症,应采取积极措施进行抢救。迅速补充血容量,纠正水电解质失衡,预防和治疗失血性休克,给予止血治疗,同时积极进行病因诊断和治疗。

药物治疗:包括局部用药和全身用药两部分。

1.局部用药

经口或胃管注入消化道内,对病灶局部进行止血,主要如下。

(1)8～16 mg去甲肾上腺素溶于100～200 mL冰盐水口服,强烈收缩出血的小动脉而止血,适用于胃、十二指肠出血。

(2)口服凝血酶,经接触性止血,促使纤维蛋白原转变为纤维蛋白,加速血液凝固,近年来被广泛应用于局部止血。

2.全身用药

经静脉进入体内,发挥止血作用。

(1)抑制胃酸分泌药:对消化性溃疡和急性胃黏膜损伤引起的出血,常规给予 H_2 受体阻滞剂或质子泵阻滞剂,以提高和保持胃内较高的 pH,有利于血小板聚集及血浆凝血功能所诱导的止血过程。常用药物有西咪替丁200～400 mg,每6小时1次;雷尼替丁50 mg,每6小时1次;法莫替丁20 mg,12小时1次;奥美拉唑40 mg,每12小时1次。急性出血期均为静脉用药。

(2)降低门静脉压力药。①血管升压素及其拟似物:为常用药物,其机制是收缩内脏血管,从而减少门静脉血流量,降低门静脉及其侧支循环的压力。用法为血管升压素0.2 U/min持续静脉滴注,视治疗反应,可逐渐加至0.4 U/min。同时用硝酸甘油静脉滴注或含服,以减轻大剂量用血管升压素的不良反应,并且硝酸甘油有协同降低门静脉压力的作用。②生长抑素及其拟似物:止血效果好,可明显减少内脏血流量,并减少奇静脉血流量,而奇静脉血流量是食管静脉血流量的标志。14肽天然生长抑素,用法为首剂250 μg缓慢静脉注射,继以250 μg/h持续静脉滴注。人工合成剂奥曲肽,常用首剂100 μg缓慢静脉注射,继以25～50 μg/h持续静脉滴注。

(3)促进凝血和抗纤溶药物:补充凝血因子如静脉注入纤维蛋白原和凝血酶原复合物对凝血功能异常引起出血者有明显疗效。抗血纤溶芳酸和6-氨基己酸有对抗或抑制纤维蛋白溶解的作用。

二、护理评估

(一)一般评估

1.生命体征

大量出血患者因血容量不足,外周血管收缩,体温可能偏低,出血后 2 天内多有发热,一般不超过38.5 ℃,持续 3～5 天;脉搏增快(>120 次/分)或细速;呼吸急促、浅快;血压降低,收缩压降至 10.7 kPa(80 mmHg)以下,甚至可持续下降至测不出,脉压减少,<3.3 kPa(25 mmHg)。

2.患者主诉

有无头晕、乏力、心慌、气促、冷、口干口渴等症状。

3.相关记录

呕血颜色、量,皮肤、尿量、出入量、黑便颜色和量等记录结果。

(二)身体评估

1.头颈部

上消化道大量出血,有效循环血容量急剧减少,患者可出现精神萎靡、嗜睡、表情淡漠、烦躁不安、意识模糊甚至昏迷。

2.腹部

(1)有无肝脾大,如果脾大、蜘蛛痣、腹壁静脉曲张或有腹水者,提示肝硬化门脉高压食管静脉破裂出血;肝大、质地硬、表面凹凸不平或有结节,提示肝癌。

(2)腹部肿块的质地软硬度、如果质地硬、表面凹凸不平或有结节应考虑胃、胰腺、肝胆肿瘤。

(3)中等量以上的腹水可有移动性浊音。

(4)肠鸣音活跃,肠蠕动增强,肠鸣音达 10 次/分以上,但音调不特别高调,提示有活动性出血。

(5)直肠和肛门有无结节、触痛和肿块、狭窄等异常情况。

3.其他

(1)出血部位与出血性质的评估:上消化道出血不包括口、鼻、咽喉等部位出血及咯血,应注意鉴别。出血部位在幽门以上,呕血及黑粪可同时发生,而幽门以下部位出血,多以黑粪为主。下消化道出血较少时,易被误认为是上消化道出血。下消化道出血仅有便血,无呕血,粪便鲜红、暗红或有血块,患者常感下腹部疼痛等不适感。进食动物血、肝,服用骨炭、铁剂、铋剂或中药也可使粪便发黑,但黑而无光泽。

（2）出血量的评估：粪便隐血试验阳性，表示每天出血量＞5 mL；出现黑便时表示每天出血量在50～70 mL，胃内积血量达 250～300 mL，可引起呕血；急性出血量＜400 mL 时，组织液及脾贮血补充失血量，可无临床表现，若大量出血数小时内失血量超过 1 000 mL 或循环血容量的 20％，引起急性周围循环衰竭，导致急性失血性休克而危及患者生命。

（3）失血程度的评估：失血程度除按出血量评估外，还应根据全身状况来判断。失血的表现多伴有全身症状，表现为：①轻度失血，失血量达全身总血量10％～15％，患者表现为皮肤苍白、头晕、怕冷，血压可正常但有波动，脉搏稍快，尿量减少。②中度失血，失血量达全身总血量 20％以上，患者表现为口干、眩晕、心悸，血压波动、脉压变小，脉搏细数，尿量减少。③重度失血，失血量达全身总血量 30％以上，患者表现为烦躁不安、意识模糊、出冷汗、四肢厥冷、血压显著下降、脉搏细数超过 120 次/分，尿少或尿闭，重者失血性休克。

（4）出血是否停止的评估：①反复呕血，呕吐物由咖啡色转为鲜红色，黑便次数增多且粪便稀薄色泽转为暗红色，伴肠鸣音亢进；②周围循环衰竭的表现经充分补液、输血仍未见明显改善，或暂时好转后又恶化，血压不稳，中心静脉压不稳定；③红细胞计数、血细胞比容、血红蛋白测定不断下降，网织红细胞计数持续增高；④在补液足够、尿量正常时，血尿素氮升高；⑤门脉高压患者的脾大，因出血而暂时缩小，如不见脾大，提示出血未止。

（三）心理-社会评估

患者发生呕血与黑便时都可导致患者紧张、烦躁不安、恐惧、焦虑等反应。病情危重者，患者可出现濒死感，而此时其家属表现伤心状态，使患者出现较强烈的紧张及恐惧感。慢性疾病或全身性疾病致反复呕血与黑便者，易使患者对治疗和护理失去信心，表现为护理工作上不合作。患者及其家庭对疾病的认识态度影响患者的生活质量，影响其工作、学习、社交等活动。

（四）辅助检查结果评估

1.血常规检查

上消化道出血后均有急性失血性贫血；出血后 6～12 小时红细胞计数、血红蛋白浓度及血细胞比容下降；在出血后 2～5 小时白细胞数开始增高，血止后 2～3 天降至正常。

2.血尿素氮测定

呕血的同时因部分血液进入肠道，血红蛋白的分解产物在肠道被吸收，故在出血数小时后尿素氮开始不升，24～48 小时可达高峰，持续时间不等，与出血时间长短有关。

3.粪便检查

隐血试验(OBT)阳性,但检查前需禁止食动物血、肝、绿色蔬菜等 3~4 天。

4.内镜检查

直接观察出血的原因和部位,黏膜皱襞迂曲可提示胃底静脉曲张曲张。

(五)常用药物治疗效果的评估

1.输血

输血前评估患者的肝功能,肝功能受损宜输新鲜血,因库存血含氨量高易诱发肝性脑病。同时要评估患者年龄、病情、周围循环动力学及贫血状况,注意因输液、输血过快、过多导致肺水肿,原有心脏病或老年患者必要时可根据中心静脉压调节输液量。

2.血管升压素

滴注速度应准确,并严密观察有无出现腹痛、血压升高、心律失常、心肌缺血,甚至发生心肌梗死等不良反应。评估是否药液外溢,一旦外溢用 50% 硫酸镁湿敷,因该药有抗利尿作用,突然停用血管升压素会引起反射性尿液增多,故应观察尿量并向家属做好解释工作。同时,孕妇、冠心病、高血压禁用血管升压素。

3.凝血酶

口服凝血酶时评估有无有恶心、头昏等不良反应,并指导患者更换体位。此药不能与酸碱及重金属等药物配伍,应现用现配,若出现过敏现象应立即停药。

4.镇静剂

评估患者的肝功能,肝病患者忌用吗啡、巴比妥类等强镇静药物。

三、主要护理诊断/问题

(一)体液不足

体液不足与上消化道大量出血有关。

(二)活动无耐力

活动无耐力与上消化道出血所致周围循环衰竭有关。

(三)营养失调

低于机体需要量:与急性期禁食及贫血有关。

(四)恐惧

恐惧与急性上消化道大量出血有关。

(五)知识缺乏

缺乏有关出血的知识及防治的知识。

(六)潜在并发症

休克、急性肾衰竭。

四、护理措施

(一)一般护理

1.休息与体位

少量出血者应卧床休息,大出血时绝对卧床休息,取平卧位并将下肢略抬高,以保证脑部供血。呕吐时头偏向一侧,防止窒息或误吸。指导患者坐起、站起时动作要缓慢,出现头晕、心慌、出汗时立即卧床休息并告知护士。病情稳定后,逐渐增加活动量。

2.饮食护理

急性大出血伴恶心、呕吐者应禁食。少量出血无呕吐者,可进食温凉、清淡流质食物。出血停止后改为营养丰富、易消化、无刺激性半流质、软食,少量多餐逐渐过渡到正常饮食。食管胃底静脉曲张破裂出血者避免粗糙、坚硬、刺激性食物,且应细嚼慢咽。防止损伤曲张静脉而再次出血。

3.安全护理

轻症患者可起身稍作活动,可上厕所大小便。但应注意有活动性出血时,患者常因有便意而至厕所,在排便时或便后起立时晕厥,因此必要时由护士陪同如厕或暂时改为在床上排泄。重症患者应多巡视,用床栏加以保护。

(二)病情观察

上消化道大量出血时,有效循环血容量急剧减少,可导致休克或死亡,所以要严密监测。①精神和意识状态:是否精神萎靡、嗜睡、表情淡漠、烦躁不安、意识模糊甚至昏迷。②生命体征:体温不升或发热,呼吸急促,脉搏细弱、血压降低、脉压变小、必要时行心电监护。③周围循环状况:观察皮肤和甲床色泽,肢体温暖或是湿冷,周围静脉特别是颈静脉充盈情况。④准确记录24小时出入量,测每小时尿量,应保持尿量大于每小时 30 mL,并记录呕吐物和粪便的性质、颜色及量。⑤定期复查红细胞计数、血细胞比容、血红蛋白、网织红细胞计数、血尿素氮、粪潜血,以了解贫血程度、出血是否停止。

(三)用药护理

立即建立静脉通道,遵医嘱迅速、准确地实施输血、输液、各种止血治疗及用药等抢救措施,并观察治疗效果及不良反应。血管升压素可引起腹痛、血压升高、心律失常、心肌缺血,甚至发生心肌梗死,故滴注速度应准确,并严密观察不良反应。同时,孕妇、冠心病、高血压禁用血管升压素。肝病患者忌用吗啡、巴比妥类药物,宜输新鲜血,因库存血含氨量高,易诱发肝性脑病。

(四)三腔两囊管护理

插管前应仔细检查,确保三腔气囊管通畅,无漏气,并分别做好标记,以防混淆,备用。插管后检查管道是否在胃内,抽取胃液,确定管道在胃内分别向胃囊和食管囊注气,将食管引流管、胃管连接负压吸引器,定时抽吸,观察出血是否停止,并记录引流液的性状及量。并做好留置于腔气囊管期间的护理和拔管出血停止后的观察及拔管。

(五)心理护理

护理人员应关心、安慰患者尤其是反复出血者。解释各项检查、治疗措施,耐心细致地解答患者或家属的提问,消除他们的疑虑。同时,经常巡视,大出血时陪伴患者,以减轻患者的紧张情绪。抢救工作应迅速而不忙乱,使其产生安全感、信任,保持稳定情绪,帮助患者消除紧张恐惧心理,更好地配合治疗及护理。

(六)健康教育

1.疾病知识指导

应帮助患者和家属掌握有关疾病的病因和诱因,以及预防、治疗和护理知识,以减少再度出血的危险。并且指导患者及家属学会早期识别出血征象及应急措施。

2.饮食指导

合理饮食是避免诱发上消化道出血的重要措施。注意饮食卫生和规律饮食;进食营养丰富、易消化的食物,避免粗糙、刺激性食物,或过冷、过热、产气多的食物、饮料,禁烟、浓茶、咖啡等对胃有刺激的食物。

3.生活指导

生活起居要有规律,劳逸结合,情绪乐观,保证身心愉悦,避免长期精神紧张。应在医师指导下用药,同时,慢性病者应定期门诊随访。

4.自我观察

教会患者出院后早期识别出血征象及应急措施:出现头晕、心悸等不适,或呕血、黑便时,立即卧床休息,保持安静,减少身体活动;呕吐时取侧卧位以免误吸;立即送医院治疗。

5.及时就诊的指标

(1)有呕血和黑便。

(2)出现血压降低、头晕、心悸等不适。

五、护理效果评估

(1)患者呕血和黑便停止,生命体征正常。

(2)患者活动耐受力增加,活动时无晕厥、跌倒危险。

(3)患者置管期间患者无窒息、意外吸入、食管胃底黏膜无溃烂、坏死。

(4)患者体重逐渐恢复正常,营养状态良好。

第四章

普外科护理

第一节　急性乳腺炎

一、疾病概述

(一)概念

急性乳腺炎是乳腺的急性化脓性感染,多发生于产后 3～4 周的哺乳期妇女,最常见于初产妇。主要致病菌为金黄色葡萄球菌,少数为链球菌。

(二)相关病理生理

急性乳腺炎开始时局部出现炎性肿块,数天后可形成单房性或多房性的脓肿。表浅脓肿可向外破溃或破入乳管,自乳头流出;深部脓肿不仅可向外破溃,还可向深部穿至乳房与胸肌间的疏松组织中,形成乳房后脓肿。感染严重者还可并发脓毒血症。

(三)病因与诱因

1.乳汁淤积

乳汁是细菌繁殖的理想培养基,引起乳汁淤积的主要原因如下:①乳头发育不良(过小或凹陷),妨碍哺乳。②乳汁过多或婴儿吸乳过少导致乳汁不能完全排空。③乳管不通,影响乳汁排出。

2.细菌入侵

当乳头破损时,细菌沿淋巴管入侵是感染的主要途径。细菌也可直接侵入乳管,上行至腺小叶而导致感染。细菌主要来自婴儿的口腔、母亲的乳头或周围皮肤。

(四)临床表现

1.局部表现

初期患侧乳房红、肿、胀、痛,可有压痛性肿块,随病情发展症状进行性加重,数天后可形成单房性或多房性的脓肿。脓肿表浅时局部皮肤可有波动感和疼痛,脓肿向深部发展,可出现患侧腋窝淋巴结肿大、压痛。局部表现可有个体差异,应用抗生素治疗的患者,局部症状可被掩盖。

2.全身表现

感染严重者可并发败血症,出现寒战、高热、脉快、食欲减退、全身不适、白细胞计数上升等症状。

(五)辅助检查

(1)实验室检查:白细胞计数增多中性粒细胞比例增大。

(2)B超检查:确定有无脓肿及脓肿的大小和位置。

(3)诊断性穿刺:在乳房肿块波动最明显处或压痛最明显的区域穿刺,抽出脓液可确诊脓肿已经形成。对脓液应做细菌培养和药敏试验。

(六)治疗原则

主要原则为控制感染,排空乳汁。脓肿形成以前以用抗菌药物治疗为主,脓肿形成后,需及时切开引流。

1.非手术治疗

(1)一般处理:①患侧乳房停止哺乳,定时排空乳汁,消除乳汁淤积。②局部外敷,用25%硫酸镁湿敷;或采用中药蒲公英外敷,也可用物理疗法促进炎症吸收。

(2)全身抗菌治疗:原则为早期、足量应用抗生素。针对革兰阳性球菌有效的药物如青霉素、头孢菌素。因为抗生素可被分泌至乳汁,所以避免使用对婴儿有不良影响的抗生素,如四环素、氨基糖苷类、磺胺类和甲硝唑。如治疗后病情无明显改善,则应重复穿刺以了解有无脓肿形成,或根据脓液的细菌培养和药敏试验结果选用抗生素。

(3)中止乳汁分泌:患者治疗期间一般不停止哺乳,因停止哺乳不仅影响婴儿的喂养,而且可造成乳汁淤积。但患侧乳房应停止哺乳,并以吸乳器或按摩排出乳汁,局部热敷。若感染严重或脓肿引流后并发乳瘘(切口常出现乳汁)要回乳,常用方法:①口服溴隐亭,每次1.25 mg,每天2次,服用7~14天;或口服己烯雌酚,每次1~2 mg,每天3次,服用2~3天。②肌内注射苯甲酸雌二醇,每次2

mg,每天1次,至乳汁分泌停止。③中药炒麦芽,每天60 g,分2次煎服或外敷芒硝。

2.手术治疗

脓肿形成后切开引流。于压痛、波动最明显处先穿刺抽吸取得脓液后,于该处切开引流,对脓液做细菌培养及药敏试验。对脓肿切开引流时注意:①切口一般呈放射状,避免损伤乳管,引起乳瘘;对乳晕部脓肿沿乳晕边缘做弧形切口;对乳房深部较大脓肿或乳房后脓肿,沿乳房下缘做弧形切口,经乳房后间隙引流。②分离多房脓肿的房间隔以利于引流。③为保证引流通畅,应把引流条放在脓腔最低部位,必要时另加切口做对口引流。

二、护理评估

(一)一般评估

1.生命体征

评估是否有体温升高,脉搏加快。急性乳腺炎患者通常发热,可有低热或高热;发热时呼吸、脉搏加快。

2.患者主诉

询问患者是否为初产妇,有无乳腺炎、乳房肿块、乳头异常溢液等病史;询问有无乳头内陷;评估有无不良哺乳习惯,如婴儿含乳睡觉、未每天清洁乳头;询问有无乳房胀痛、浑身发热、无力、打寒战等症状。

3.相关记录

记录体温、脉搏、皮肤异常等。

(二)身体评估

1.视诊

乳房皮肤有无红、肿、破溃、流脓等异常情况。了解乳房皮肤红肿的开始时间、位置、范围、进展情况。

2.触诊

评估乳房乳汁淤积的位置、范围、程度及进展情况;乳房有无肿块,乳房皮下有无波动感,脓肿是否形成,脓肿形成的位置、大小。

(三)心理-社会评估

评估患者的心理状况,是否担心婴儿的喂养与发育、乳房的功能及形态改变。

(四)辅助检查阳性结果评估

患者的血常规检查结果显示血白细胞计数及中性粒细胞比例升高,提示有炎症的存在;根据 B 超检查的结果判断脓肿的大小及位置,诊断性穿刺后方可确诊脓肿形成;根据脓液的药敏试验选择抗生素。

(五)治疗效果的评估

1.非手术治疗评估要点

评估应用抗生素是否有效,乳腺炎症是否得到控制,患者体温是否恢复正常;回乳措施是否起效,乳汁淤积情况有无改善,患者的乳房肿胀、疼痛有无减轻;患者是否了解哺乳卫生和预防乳腺炎的知识,情绪是否稳定。

2.手术治疗评估要点

评估手术切开排脓是否彻底,伤口愈合情况是否良好。

三、主要护理诊断/问题

(一)疼痛

其与乳汁淤积、乳房急性炎症使乳房压力显著增大有关。

(二)体温过高

其与乳腺急性化脓性感染有关。

(三)知识缺乏

患者不了解乳房保健和正确的哺乳知识。

(四)潜在并发症

潜在并发症为乳瘘。

四、护理措施

(一)缓解疼痛

1.防止乳汁淤积

患侧乳房暂停哺乳,定时用吸乳器吸净乳汁。

2.按摩、热敷

每天定时按摩、热敷,疏通阻塞的乳腺管,刺激乳窦,使乳汁流畅,淤积的硬块消散,预防乳腺脓肿发生。

3.托起乳房

用三角巾或宽松胸罩托起患侧乳房,减轻疼痛和肿胀。

(二)控制体温和感染

1.控制感染

遵医嘱抽血做血培养和药敏试验,使用抗菌药物并观察疗效。

2.病情观察

定时测量体温、脉搏、呼吸,监测白细胞、中性粒细胞的变化。

3.高热护理

患者发热期间给予温水擦浴、冰袋降温等物理降温,必要时遵医嘱给予药物降温;对伴有畏寒、发抖等症状者注意为其保暖;保持患者的口腔和皮肤清洁。

(三)脓肿切开引流术后护理

保持引流通畅,观察引流液的量、性状、颜色及气味的变化,及时更换敷料。

(四)用药护理

遵医嘱早期使用抗菌药物,根据药敏试验结果选择合适的抗菌药物,注意评估患者有无药物不良反应。

(五)饮食与运动

患者要进食高蛋白、高维生素、低脂肪的食物,保证摄入足量水分;注意休息,适当运动,劳逸结合。

(六)心理护理

观察、了解患者的心理状况,给予疾病有关知识的宣教,缓解患者紧张、急躁的情绪。

(七)健康教育

1.保持乳头和乳晕清洁

每次哺乳前后清洁乳头,保持局部干燥、清洁。

2.纠正乳头内陷

妊娠期每天挤捏、提拉乳头。

3.养成良好的哺乳习惯

定时哺乳,每次哺乳时让婴儿吸净乳汁,如有淤积,及时用吸乳器或按摩排出乳汁;培养婴儿不含乳头睡眠的习惯;注意婴儿的口腔卫生,及时治疗婴儿的口腔炎症。

4.及时处理乳头破损

乳晕破损或皲裂时暂停哺乳,用吸乳器吸出乳汁喂养婴儿;局部用温水清洁后涂以抗菌软膏,待愈合后再哺乳;症状严重时及时诊治。

五、护理评价

(1)患者的乳汁淤积情况有无改善,是否学会正确排出淤积乳汁的方法,是否坚持每天挤出已经淤积的乳汁,回乳措施是否产生效果,乳房胀痛是否逐渐减轻。

（2）患者乳房皮肤的红肿情况有无好转,乳房皮肤有无溃烂,乳房肿块消失还是增大。

（3）患者应用抗生素后体温是否恢复正常,炎症是否消退,炎症是否进一步发展为脓肿。

（4）患者的脓肿是否被及时切开引流,伤口愈合情况是否良好。

（5）患者是否了解哺乳卫生和预防乳腺炎的知识,焦虑情绪是否改善。

第二节　急性阑尾炎

急性阑尾炎是腹部外科常见的疾病之一,是外科急腹症中最常见的疾病,其发病率约为1∶1 000。各年龄段的人均可发病,但以青年最为多见。阑尾切除术是外科最常施行的一种手术。急性阑尾炎的临床表现较多,需要与许多腹腔内外疾病区别。早期明确诊断,及时治疗,可使患者在短期内恢复健康。若延误诊治,则可能出现严重后果。因此对该病的处理须予以重视。

一、病因

阑尾管腔较细,系膜短,常使阑尾扭曲,内容物排出不畅,阑尾管腔内本来就有许多微生物,远侧又是盲端,很容易发生感染。一般认为急性阑尾炎是由下列几种因素综合而发生的。

（一）梗阻

梗阻为急性阑尾炎发病最常见的基本因素。常见的梗阻原因:①有粪石和粪块等。②有寄生虫,如蛔虫堵塞。③阑尾系膜过短,造成阑尾扭曲,引起部分梗阻。④阑尾壁改变,以往发生过急性阑尾炎后,肠壁可以纤维化,使阑尾腔变小,亦可减弱阑尾的蠕动功能。

（二）细菌感染

阑尾炎的发生也可能是细菌直接感染的结果。细菌可通过直接侵入、由血运或邻接感染等方式侵入阑尾壁,从而形成阑尾的感染和炎症。

（三）其他

与急性阑尾炎发病有关的因素还有饮食习惯、遗传因素和胃肠道功能障碍等。阑尾先天性畸形(如阑尾过长、过度扭曲、管腔细小、血供不佳)是易于发生急性炎症的条件。胃肠道功能障碍(如腹泻、便秘)引起内脏神经反射,导致阑尾肌肉和血管痉挛,当超过正常强度时,可导致阑尾管腔狭窄、血供障碍、黏膜受损,细菌入侵而导致急性炎症。

二、病理

根据急性阑尾炎的临床过程和病理解剖学变化,可将其分为 4 种病理类型,这些不同类型可以是急性阑尾炎在其病变发展过程中不同阶段的表现,也可能是不同的病因和发病原理所产生的直接结果。

(一)急性单纯性阑尾炎

阑尾轻度肿胀,浆膜表面充血。阑尾壁各层组织间均有炎性细胞浸润,以黏膜和黏膜下层为著;黏膜上可能出现小的溃疡和出血点,阑尾腔内可能有少量渗出液,临床症状和全身反应也较轻,如能及时处理,其感染可以消退,炎症完全吸收,阑尾也可恢复正常。

(二)急性化脓性阑尾炎

阑尾明显肿胀,壁内有大量炎性细胞浸润,可形成大量大小不一的微小脓肿;浆膜高度充血并有较多脓性渗出物,常有大网膜下移,包绕部分或全部阑尾。此类阑尾炎的阑尾已有不同程度的组织破坏,即使经保守治疗恢复,阑尾壁仍可留有瘢痕挛缩,致阑尾腔狭窄,因此,日后炎症可反复发作。

(三)坏疽性及穿孔性阑尾炎

坏疽性及穿孔性阑尾炎是重型的阑尾炎。根据阑尾血运阻断的部位,坏死范围可仅限于阑尾的一部分或累及整个阑尾。阑尾管壁坏死或部分坏死,呈暗紫色或黑色。阑尾腔内积脓,且压力升高,产生阑尾壁血液循环障碍。穿孔部位多在阑尾根部和尖端。穿孔如未被包裹,感染继续扩散,则可引起急性弥漫性腹膜炎。

(四)阑尾周围脓肿

急性阑尾炎化脓坏疽或穿孔,如果此过程进展较慢,大网膜可移至右下腹部,将阑尾包裹并形成粘连,形成炎性肿块或阑尾周围脓肿。

阑尾穿孔并发弥漫性腹膜炎最为严重,常见于坏疽性及穿孔性阑尾炎。由于阑尾炎症严重,进展迅速,局部大网膜或肠襻粘连尚不足以局限之,一旦穿孔,感染很快蔓及全腹腔。患者有全身性感染、中毒和脱水等现象,有全腹性的腹壁强直和触痛,并有肠麻痹的腹胀、呕吐等症状。如不经适当治疗,病死率很高;即

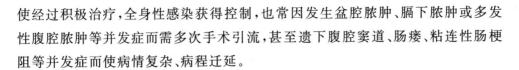

使经过积极治疗,全身性感染获得控制,也常因发生盆腔脓肿、膈下脓肿或多发性腹腔脓肿等并发症而需多次手术引流,甚至遗下腹腔窦道、肠瘘、粘连性肠梗阻等并发症而使病情复杂、病程迁延。

三、临床表现

急性阑尾炎不论其病因如何,亦不论其病理变化为单纯性、化脓性还是坏疽性,在阑尾未穿孔、坏死或并有局部脓肿以前,临床表现大致相似。多数急性阑尾炎有较典型的症状和体征。

(一)症状

一般表现在 3 个方面。

1.腹痛不适

腹痛不适是急性阑尾炎最常见的症状,约 98% 的急性阑尾炎患者以此为首发症状。典型的急性阑尾炎腹痛开始时多在上腹部或脐周围,有时为阵发性,并常有轻度恶心或呕吐;一般持续6～36 小时(通常约12 小时)。当阑尾炎症涉及壁腹膜时,腹痛变为持续性并转移至右下腹部,疼痛加剧,不少患者伴有呕吐、发热等全身症状。此种转移性右下腹痛是急性阑尾炎的典型症状,70% 以上的患者具有该症状。该症状在临床诊断上有重要意义。但也应该指出:不少患者的腹痛可能开始时即在右下腹,不一定有转移性腹痛,这可能与阑尾炎的病理过程不同有关。没有明显管腔梗阻而直接发生的阑尾感染的腹痛可能一开始就是右下腹炎性持续性疼痛。异位阑尾炎在临床上虽然也可有初期梗阻性、后期炎症性腹痛,但是最后腹痛所在部位因阑尾部位的不同而异。

腹痛的轻重程度与阑尾炎的严重性之间并无直接关系。虽然腹痛的突然减轻一般显示阑尾腔的梗阻已解除或炎症在消退,但有时因阑尾腔内压过大或组织缺血坏死,神经末梢失去感受和传导能力,腹痛也可减轻;有时阑尾穿孔以后,由于腔内压随之降低,自觉的腹痛也可突然消失。故腹痛减轻,必须伴有体征消失,方可视为病情好转的证据。

2.胃肠道症状

恶心、呕吐、便秘、腹泻等胃肠道症状是急性阑尾炎患者所常有的。呕吐是急性阑尾炎常见的症状,当阑尾管腔梗阻及炎症程度较重时更为突出。呕吐与发病前是否进食有关。阑尾炎发生于空腹时,往往仅有恶心;饱食后发生者多有呕吐。偶然于病程晚期亦见有恶心、呕吐者,其多由腹膜炎所致。食欲缺乏、不思饮食为患者常见的现象。

当阑尾感染扩散至全腹时,恶心、呕吐可加重。其他胃肠道症状(如食欲缺乏、便秘、腹泻)也偶尔出现。阑尾炎症扩散至盆腔内形成脓肿,刺激直肠而引起肠功能亢进,此时患者常有排便不畅、便次增多、里急后重及便中带黏液等症状。

3.全身反应

急性阑尾炎患者的全身症状一般并不显著。当阑尾化脓坏疽并有扩散性腹腔内感染时,可以出现明显的全身症状,如寒战、高热、反应迟钝或烦躁不安;当弥漫性腹膜炎严重时,可同时出现血容量不足与脓毒症表现,甚至有心、肺、肝、肾等器官功能障碍。

(二)体征

急性阑尾炎的体征在诊断上较自觉症状更具有重要性。它的表现决定于阑尾的部位、位置的深浅和炎症的程度,常见的体征有下列几类。

1.患者的体位

不少患者来诊时常弯腰行走,且往往以双手按在右下腹部。在床上平卧时其右髋关节常呈屈曲位。

2.压痛和反跳痛

最主要和典型的是右下腹压痛,其存在是诊断阑尾炎的重要依据。典型的压痛较局限,位于麦氏点(阑尾点)或其附近。无并发症的阑尾炎的压痛点比较局限,有时可以用一根手指在腹壁找到最明显的压痛点;待出现腹膜炎时,压痛范围可变大,甚至出现全腹压痛,但压痛最剧烈的点仍在阑尾部位。压痛点具有重大诊断价值,即使患者自觉腹痛尚在上腹部或脐周围,体检时往往已能发现在右下腹有明显的压痛点,借此可获得早期诊断。

年老体弱、反应差的患者的炎症有时即使很重,但压痛可能比较轻微,或必须深压才痛。压痛表明阑尾炎症的存在和其所在的部位,较转移性腹痛更具有诊断意义。

反跳痛具有重要的诊断意义,体检时将压在局部的手突然松开,患者感到剧烈疼痛,更重于压痛。这是腹膜受到刺激的反应,可以更肯定局部炎症的存在。对诊断阑尾炎来说,阑尾部位的压痛与反跳痛同时存在比单个存在更有价值。

3.右下腹肌紧张和强直

肌紧张是腹壁对炎症刺激的反应性痉挛,强直则是持续、不由自主地保护性腹肌收缩,二者都见于阑尾炎症已超出浆膜并侵及周围脏器或组织时。检查腹肌有无紧张和强直要求动作轻柔,患者情绪平静,以避免引起腹肌过度反应或痉挛,导致不正确的结论。

4.疼痛试验

有些急性阑尾炎患者的以下几种疼痛试验可能呈阳性,其主要原理是处于深部但有炎症的阑尾黏附于腰大肌或闭孔肌,在行以下几种试验时,局部受到明显刺激而出现疼痛。①结肠充气试验(Rovsing 征):深压患者的左下腹部降结肠处,患者感到阑尾部位疼痛。②腰大肌试验:患者左侧卧,右腿伸直并过度后伸时阑尾部位出现疼痛。③闭孔内肌试验:患者屈右髋、右膝并内旋时感到阑尾部位疼痛。④直肠内触痛:直肠指检时按压右前壁,患者有疼痛感。

(三)化验

急性阑尾炎患者的血常规、尿常规检查有一定重要性。90%的患者常有白细胞增多,是临床诊断的重要依据,一般为$(10\sim15)\times10^9$/L。随着炎症加重,白细胞可以增加,甚至可为20×10^9/L以上。但年老体弱或免疫功能受抑制的患者,白细胞不一定增多,甚至反而减少。白细胞数增多常伴有核左移。急性阑尾炎患者的尿液检查结果一般无特殊改变,但对排除类似阑尾炎症状的泌尿系统疾病(如输尿管结石),常规检查尿液仍有必要。

四、诊断

多数急性阑尾炎的诊断以转移性右下腹痛或右下腹痛、阑尾部位压痛和白细胞升高三者为决定性依据。典型的急性阑尾炎(约占 80%)有上述症状、体征,易于据此做出诊断。对于临床表现不典型的患者,尚需考虑借助其他一些诊断手段,以进一步肯定。

五、鉴别诊断

典型的急性阑尾炎一般诊断并不困难,但有另一部分病例,由于临床表现并不典型,诊断相当困难,有时甚至诊断错误,以致采用错误的治疗方法或延误治疗,产生严重并发症,甚至死亡。要与急性阑尾炎区别的疾病很多,常见的为以下 3 类。

(一)内科疾病

临床上,不少内科疾病具有急腹症的临床表现,常被误诊为急性阑尾炎而施行不必要的手术探查,将无病变的阑尾切除,甚至危及患者的生命,故诊断时必须慎重。常见的需要与急性阑尾炎区别的内科疾病有以下几种。

1.急性胃肠炎

一般急性胃肠炎患者发病前常有饮食不慎或食物不洁史。症状虽亦以腹痛、呕吐、腹泻为主,但通常以呕吐或腹泻较为突出,有时在腹痛之前已有吐、泻。

急性阑尾炎患者即使有吐、泻，一般也不严重，且多发生在腹痛以后。

急性胃肠炎的腹痛有时虽很剧烈，但其范围较广，部位较不固定，更无转移至右下腹的特点。

2.急性肠系膜淋巴结炎

该病多见于儿童，往往发生于上呼吸道感染之后。患者大多有腹痛史，且常在上呼吸道感染后发作。起病初期于腹痛开始往往即有高热，此与一般急性阑尾炎不同；腹痛初起时即位于右下腹，而无急性阑尾炎之典型腹痛转移史。其腹部触痛的范围亦较急性阑尾炎广，部位较阑尾的位置高，并较靠近内侧。腹壁强直不甚明显，反跳痛亦不显著。Rovsing 征和肛门指检都是阴性。

3.梅克尔憩室炎

梅克尔憩室炎往往无转移性腹痛，局部压痛点也在阑尾点之内侧，多见于儿童，由于 1/3 的梅克尔憩室中存在胃黏膜，患者可有黑便史。梅克尔憩室炎穿孔时成为外科疾病。临床上如诊断为急性阑尾炎而手术中发现阑尾正常，应立即检查末段回肠至少 100 cm，以检查有无梅克尔憩室炎，免致遗漏而造成严重后果。

4.局限性回肠炎

典型局限性回肠炎不难与急性阑尾炎相区别。但不典型急性发作时，右下腹痛、压痛及白细胞计数升高与急性阑尾炎相似，必须通过细致的临床观察，发现局限性回肠炎所致的部分肠梗阻的症状与体征，方能鉴别。

5.心胸疾病

右侧胸膜炎、右下肺炎和心包炎等均可有反射性右侧腹痛，甚至右侧腹肌反射性紧张等，但这些疾病以呼吸系统、循环系统的功能改变为主，一般没有典型急性阑尾炎的转移性右下腹痛和压痛。

6.其他

过敏性紫癜、铅中毒等均可有腹痛，但腹软、无压痛。了解详细的病史、体检和辅助检查可予以鉴别。

(二)外科疾病

1.胃、十二指肠溃疡急性穿孔

该病为常见急腹症，发病突然，临床表现可与急性阑尾炎相似。溃疡病穿孔患者多数有慢性溃疡史，穿孔大多发生在溃疡病的急性发作期。溃疡穿孔所引起的腹痛虽起于上腹部并可累及右下腹，但一般均迅速累及全腹，不像急性阑尾炎有局限于右下腹的趋势。腹痛发作极为突然，程度也颇剧烈，常可致患者休克。体检时右下腹虽也有明显压痛,但上腹部溃疡穿孔部位一般仍为压痛最显著的地方;腹肌的强直现象也特别显著,常呈板样强直。腹内因有游离气体存在,肝浊音界多有缩小或消失现象;X线透视如能确定膈下有积气,有助于诊断。

2.急性胆囊炎

总体上急性胆囊炎的症状与体征均以右上腹为主,常可扪及肿大和有压痛的胆囊,墨菲征呈阳性,辅以B超不难鉴别。

3.右侧输导尿管结石

该病有时表现与阑尾炎相似。但输导尿管结石以腰部酸痛或绞痛为主,可有向会阴部放射痛,右肾区叩击痛(+),肉眼或镜检尿液有大量红细胞,通过B超检查和肾、输导尿管、膀胱X线检查可确诊。

(三)妇科疾病

1.右侧异位妊娠破裂

这是育龄妇女最易与急性阑尾炎相混淆的疾病,尤其对未婚怀孕女性,诊断时更要细致。异位妊娠患者常有月经过期或近期不规则史,在腹痛发生以前,可有阴道不规则出血史。其腹痛的发作极为突然,开始即在下腹部,并常伴有会阴部垂痛。全身无炎症反应,但有不同程度的出血性休克症状。妇科检查常能发现阴道内有血液,子宫颈柔软而有明显触痛,一侧附件有肿大且具有压痛;如阴道后穹隆或腹腔穿刺抽出新鲜不凝固血液,同时妊娠试验呈阳性可以确诊。

2.右侧卵巢囊肿扭转

该病可突然出现右下腹痛,囊肿绞窄坏死可刺激腹膜而致局部压痛,与急性阑尾炎相似。但急性扭转时疼痛剧烈而突然,坏死囊肿引起的局部压痛位置偏低,有时可扪到肿大的囊肿,这些都与阑尾炎不同,妇科双合诊或B超检查等可明确诊断。

3.其他

对急性盆腔炎、右侧附件炎、右侧卵巢滤泡或黄体破裂等,可通过妇科检查、B超检查、后穹隆或腹腔穿刺等做出正确诊断。

六、治疗

手术切除是治疗急性阑尾炎的主要方法,但阑尾炎症的病理变化比较复杂,非手术治疗仍有其价值。

(一)非手术治疗

1.适应证

(1)患者一般情况差或客观条件不允许,如合并严重心、肺功能障碍时,可先行非手术治疗,但应密切观察病情变化。

(2)急性单纯性阑尾炎早期,药物治疗多有效,其炎症可吸收消退,阑尾能恢复正常,也可不再复发。

(3)当急性阑尾炎已被延误诊断超过 48 小时,病变局限,已形成炎性肿块,也应采用非手术治疗,待炎症消退,肿块吸收后,再考虑择期切除阑尾。当炎性肿块转成脓肿时,应先行脓肿切开引流,以后再择期切除阑尾。

(4)急性阑尾炎诊断尚未明确,临床观察期间可采用非手术治疗。

2.方法

非手术治疗的内容和方法有卧床,禁食,静脉补充水、电解质和热量,同时应用有效抗生素以及对症处理(如镇静、止痛、止吐)。

(二)手术治疗

对绝大多数急性阑尾炎,在诊断明确后应采用手术治疗,以消除病灶、促进患者迅速恢复。但是急性阑尾炎的病理变化和患者的条件常有不同,因此也要根据具体情况,对不同时期、不同阶段的患者采用不同的手术方式来分别处理。

七、急救护理

(一)护理目标

(1)患者的焦虑情绪明显好转,患者配合治疗及护理。

(2)患者主诉疼痛明显缓解或消失。

(3)术后未发生相关并发症或并发症发生后能得到及时治疗与处理。

(二)护理措施

1.非手术治疗

(1)体位:取半卧位休息,以减轻疼痛。

(2)饮食:轻者可进流质饮食,重症患者应禁食以减少肠蠕动,利于炎症局限。

(3)加强病情观察:定时测量生命体征,密切观察患者的腹部症状和体征,注意腹痛的变化;观察期间禁用镇静止痛剂(如吗啡),以免掩盖病情。

(4)避免增加肠内压力:禁给患者服泻药及灌肠,以免患者的肠蠕动加快,增加肠内压力,导致阑尾穿孔或炎症扩散。

(5)使用有效的抗生素控制感染。

(6)心理护理:耐心做好患者及其家属的解释工作,减轻他们的焦虑和紧张情绪;向患者及其家属介绍疾病相关知识,使之积极配合治疗和护理。

2.术后护理

(1)体位:患者全麻术后清醒或硬膜外麻醉平卧 6 小时后,血压平稳,采用半卧位,以减小腹壁张力,减轻切口疼痛,有利于呼吸和引流。

(2)饮食护理:患者术后禁食,禁食期间给予静脉补液。待肛门排气,肠蠕动恢复后,进流质饮食,逐渐向半流质饮食和普食过渡。

(3)合理使用抗生素:术后遵医嘱及时、正确地使用抗生素,控制感染,防止并发症发生。

(4)早期活动:鼓励患者术后在床上活动,待麻醉反应消失后可起床活动,以促进肠蠕动恢复,防止肠粘连,增进血液循环,促进伤口愈合。

(5)切口的护理:①及时更换污染的敷料,保持切口清洁、干燥。②密切观察切口愈合情况,及时发现出血及感染征象。

(6)引流管的护理:①妥善固定引流管和引流袋,防止引流管折叠、受压或牵拉而脱出,并减轻牵拉引起的疼痛。②保持引流通畅,经常从近端至远端挤压引流管,防止血块或脓液堵塞。如果发现引流液突然减少,应检查引流管有无脱落和堵塞。③观察并记录引流液的颜色、性状及量,准确记录 24 小时的引流量。当引流液量逐渐减少、颜色逐渐变淡,呈浆液性,患者体温及血象正常时,可考虑拔管。④每周更换引流袋2~3 次。更换引流袋和敷料时,严格执行无菌操作,防止污染和避免引起逆行感染。

(7)术后并发症的观察及护理。①切口感染:是阑尾切除术后最常见的并发症,多见于化脓性或穿孔性阑尾炎。切口感染可通过术中有效保护切口、彻底止血、消灭无效腔等措施得到预防。一般临床表现为术后 2~3 天体温升高,切口处出现红、肿、痛。治疗原则:先穿刺抽脓液,一经确诊立即充分敞开引流。排出脓液,放置引流管,定期换药,短期内可愈合。②粘连性肠梗阻:与局部炎性渗出、手术损伤和术后长期卧床等因素有关。早期手术、术后早期下床活动可以有效预防该并发症,完全性肠梗阻者应手术治疗。③腹腔内出血:常发生在术后24~48 小时内,多因阑尾系膜结扎线松脱或止血不彻底而引起。临床表现为腹痛、腹胀和失血性休克等。一旦出血,应立即输血、补液,紧急手术止血。④腹腔感染或脓肿:多发生于化脓性或坏疽性阑尾炎术后。患者表现出体温升高、腹痛、腹胀、腹部压痛及全身中毒症状。按腹膜炎治疗和护理原则处理。⑤阑尾残株炎:阑尾残端保留过长,超过 1 cm 时,术后残株易复发炎症,仍表现出阑尾炎的症状。X 线钡剂造影检查可明确诊断。对症状较重者,应手术切除阑尾残株。

⑥粪瘘:很少见。残端结扎线脱落、盲肠原有结核或癌肿等病变、手术时误伤盲肠等均是发生粪瘘的原因。临床表现类似阑尾周围脓肿,经非手术治疗,粪瘘多可自行闭合。少数粪瘘需手术治疗。

(三)健康教育

(1)术前向患者解释禁食的目的和意义,指导患者采取正确的卧位。

(2)指导患者术后早期下床活动,促进肠蠕动恢复,避免肠粘连。

(3)术后鼓励患者进食营养丰富的食物,以利于伤口愈合。

(4)出院指导:嘱患者若出现腹痛、腹胀等症状,应及时就诊。

第三节 肠 梗 阻

一、概述

肠梗阻指肠内容物在肠道中通过受阻,为常见急腹症,可由多种因素引起。起病初梗阻肠段先有解剖和功能性改变,继则发生体液和电解质丢失、肠壁血液循环障碍和继发感染,最后可导致毒血症,患者休克,甚至死亡。如能及时诊断、积极治疗,大多能逆转病情的发展。

二、病因

(一)机械性肠梗阻

1.肠外原因

(1)粘连与粘连带压迫:粘连可引起肠折叠、扭转而造成梗阻。先天性粘连带较多见于小儿。腹部手术或腹内炎症产生的粘连是成人肠梗阻常见的原因,但少数病例可无腹部手术及炎症史。

(2)嵌顿性外疝或内疝可导致机械性肠梗阻。

(3)肠扭转常由粘连所致。

(4)肠外肿瘤或腹块压迫。

2.肠管本身的原因

(1)肠管先天性狭窄和闭孔畸形可导致机械性肠梗阻。

（2）炎症、肿瘤、吻合术及其他因素导致肠管狭窄。

（3）肠套叠在成人中较少见,多由息肉或其他肠管病变引起。

3.肠腔内原因

由成团蛔虫或粪块等引起的肠梗阻已不常见。巨大胆石通过胆囊或胆总管-十二指肠瘘管进入肠腔,产生胆石性肠梗阻的病例时有报道。

(二)动力性肠梗阻

（1）麻痹性:腹膜炎、腹部外伤、腹膜后出血、某些药物性肺炎、脓胸、脓毒血症、低钾血症或其他全身性代谢紊乱均可并发麻痹性肠梗阻。

（2）痉挛性:肠道炎症及神经系统功能紊乱可引起肠管暂时性痉挛。

(三)血管性肠梗阻

肠系膜动脉栓塞或血栓形成和肠系膜静脉血栓形成为该型的主要病因。

三、病理改变

（1）单纯性完全机械性肠梗阻发生后,梗阻部位以上的肠腔扩张,肠壁变薄,黏膜易糜烂和发生溃疡,浆膜可被撕裂,整个肠壁可因供血障碍而坏死、穿孔,梗阻以下部分肠管多呈空虚坍陷。

（2）发生麻痹性肠梗阻时肠管扩张,肠壁变薄。

（3）在绞窄性肠梗阻的早期,由于静脉回流受阻,小静脉和毛细血管可发生淤血,通透性增加,甚至破裂而渗出血浆或血液,此时肠管内因充血和水肿而呈紫色,继而出现动脉血流受阻,血栓形成,肠壁因缺血而坏死。肠内细菌和毒素可通过损伤的肠壁进入腹腔,坏死的肠管呈紫黑色,最后可自行破裂。

四、病理生理

肠梗阻的主要病理生理改变为肠膨胀、体液和电解质丢失以及感染和毒血症。这些改变的严重程度与梗阻部位的高低、梗阻时间的长短以及肠壁有无血液供应障碍有关。

(一)肠膨胀

机械性肠梗阻时,梗阻以上的肠腔因积液、积气而膨胀,肠段对梗阻的最先反应是增强蠕动,而强烈的蠕动引起肠绞痛。此时食管上端括约肌发生反射性松弛,患者在吸气时不自觉地将大量空气吞入胃肠,因此肠腔积气的 70% 是咽下的空气,其中大部分是氮气,不易被胃肠吸收,其余 30% 的积气是肠内酸碱中和与细菌发酵作用产生的,或自别处弥散至肠腔的二氧化碳、氢气、甲烷等气体。正常成人每天消化道分泌的唾液、胃液、胆液、胰液和肠液的总量约 8 L,绝大部分被小肠黏膜吸收,以保持体液平衡。肠梗阻时大量液体和气体聚积在梗阻近端,引起肠膨胀,而膨胀能抑制肠壁黏膜吸收水分,又刺激其增加分泌,如此肠腔内液体越积越多,使肠膨胀进行性加重。在单纯性肠梗阻,肠管内压力一般较低,常<0.78 kPa(8 cmH$_2$O)。

但随着梗阻时间的延长,肠管内压力甚至可达到1.76 kPa(18 cmH$_2$O)。结肠梗阻时肠腔内压力平均为2.45 kPa(25 cmH$_2$O),甚至可达6.93 kPa(52 cmH$_2$O)。肠管内压力的升高可使肠壁静脉回流障碍,引起肠壁充血、水肿,通透性增加。肠管内压力继续升高可使肠壁血流阻断,使单纯性肠梗阻变为绞窄性肠梗阻。严重的肠膨胀甚至可使横膈抬高,影响患者的呼吸和循环功能。

(二)体液和电解质的丢失

肠梗阻时肠膨胀可引起反射性呕吐。高位小肠梗阻时呕吐频繁,大量水分和电解质被排出体外。如梗阻位于幽门或十二指肠上段,呕出过多胃酸,则易产生脱水和低氯性钾中毒、低钾性碱中毒。如梗阻位于十二指肠下段或空肠上段,则重碳酸盐的丢失严重。低位肠梗阻,呕吐少见,但因肠黏膜的吸收功能降低而分泌液量增多,梗阻以上肠腔中积留大量液体,有时为5~10 L,内含大量碳酸氢钠。这些液体虽未被排出体外,但封闭在肠腔内而不能进入血液,等于体液丢失。此外,过度的肠膨胀影响静脉回流,导致肠壁水肿和血浆外渗,在绞窄性肠梗阻时,血和血浆的丢失尤其严重。因此,患者多发生脱水伴少尿、氮质血症和酸中毒。如脱水持续,血液进一步浓缩,则导致低血压和低血容量休克。失钾和不进饮食所致的血钾过低可引起肠麻痹,进而加重肠梗阻的发展。

(三)感染和毒血症

正常人的肠蠕动使肠内容物经常向前流动和更新,因此小肠内是无菌的,或只有极少数细菌。单纯性机械性小肠梗阻时,肠内纵有细菌和毒素也不能通过正常的肠黏膜屏障,因而危害不大。若梗阻转变为绞窄性,开始时,静脉血流被阻断,受累的肠壁渗出大量血液和血浆,使血容量进一步减少,继而动脉血流被阻断而加速肠壁的缺血性坏死。绞窄段肠腔中的液体含大量细菌(如梭状芽胞杆菌、链球菌、大肠埃希菌)、血液和坏死组织,细菌的毒素以及血液和坏死组织的分解产物均具有极强的毒性。这种液体通过破损或穿孔的肠壁进入腹腔后,可引起强烈的腹膜刺激和感染,被腹膜吸收后,则引起脓毒血症。严重的腹膜炎和毒血症是导致肠梗阻患者死亡的主要原因。

除上述3项主要的病理生理改变之外,如发生绞窄性肠梗阻,往往还伴有肠壁、腹腔和肠腔内的渗血,绞窄的肠襻越长,失血量越大,这是导致肠梗阻患者死亡的原因之一。

五、鉴别诊断

症状和体征典型的肠梗阻是不难诊断的,但诊断缺乏典型表现者较困难。X线腹部透视或摄片检查对证实临床诊断、确定肠梗阻的部位很有帮助。正常人腹部X线平片上只能在胃和结肠内见到少量气体。如果小肠内有气体和液平面,表明肠内容物通过有障碍,提示肠梗阻的存在。急性小肠梗阻通常要经过6小时,肠内才会积聚足够的液体和气体,形成明显的液平面。经过12小时,肠扩张的程度达到诊断水平。结肠梗阻发展到X线征象出现的时间就更长。充气的小肠特别是空肠可从横绕肠管的环状襞加以辨认,并可与具有结肠袋影的结肠相区别。此外,典型的小肠肠型多在腹中央部分,而结肠影在腹周围或在盆腔。根据患者的体力情况可采用立式或卧式,从正位或侧位摄片,必要时进行系列摄片。

机械性肠梗阻多需手术解除,对动力性肠梗阻则可用保守疗法治愈,对绞窄性肠梗阻应尽早进行手术,而对单纯性机械性肠梗阻可先试行保守治疗。应鉴别之点如下。

(一)鉴别机械性肠梗阻和动力性肠梗阻

首先要从病史上分析有无机械梗阻因素。动力性肠梗阻包括常见的麻痹性肠梗阻和少见的痉挛性肠梗阻。机械性肠梗阻的特征是阵发性肠绞痛、肠鸣音亢进和非对称性腹胀;而麻痹性肠梗阻的特征为无绞痛、肠鸣音消失和全腹均匀膨胀;痉挛性肠梗阻可有剧烈腹痛突然发作和消失,间歇期不规则,肠鸣音减弱而不消失,但无腹胀。X线腹部平片有助于鉴别:机械性梗阻的肠胀气局限于梗阻部位以上的肠段;麻痹性梗阻时,胃、小肠和结肠均有胀气,程度大致相同;痉挛性梗阻时,肠无明显胀气和扩张。每隔5分钟拍摄正位、侧位腹部平片以观察小肠有无运动,常可鉴别机械性与麻痹性肠梗阻。

(二)鉴别单纯性肠梗阻和绞窄性肠梗阻

绞窄性肠梗阻可发生于单纯性机械性肠梗阻的基础上,单纯性肠梗阻因治疗不善而转变为绞窄性肠梗阻的占15%~43%。一般认为出现下列征象应疑有绞窄性肠梗阻。

(1)急骤发生的剧烈腹痛持续不减,或由阵发性绞痛转变为持续性腹痛,疼痛的部位较为固定。若腹痛涉及背部提示肠系膜受到牵拉,更提示为绞窄性肠梗阻。

（2）腹部有压痛、反跳痛和腹肌强直，腹胀与肠鸣音亢进则不明显。

（3）呕吐物、胃肠减压引流物、腹腔穿刺液含血液，亦可有便血。

（4）全身情况急剧恶化，毒血症表现明显，可出现休克。

（5）X线平片检查可见梗阻部位以上肠段扩张并充满液体，状若肿瘤或呈"C"形面被称为"咖啡豆征"，在扩张的肠管间常可见腹水。

（三）鉴别小肠梗阻和结肠梗阻

高位小肠梗阻，呕吐频繁而腹胀较轻，低位小肠梗阻则反之。结肠梗阻的临床表现与低位小肠梗阻相似，但X线腹部平片检查则可区别。小肠梗阻，充气的肠襻遍及全腹，液平较多，而结肠则不显示。若为结肠梗阻，则在腹部周围可见扩张的结肠和袋形，小肠内积气则不明显。

（四）鉴别完全性肠梗阻和不完全性肠梗阻

完全性肠梗阻多为急性发作而且症状明显，不完全性肠梗阻则多为慢性梗阻，症状不明显，往往为间歇性发作。X线平片检查完全性肠梗阻者肠襻充气扩张明显，不完全性肠梗阻则反之。

（五）肠梗阻病因的鉴别诊断

判断病因可从年龄、病史、体检、X线检查等方面的分析着手。例如，有腹部手术、创伤、感染的病史，应考虑肠粘连或粘连带所致的梗阻；如患者有肺结核，应想到肠结核或腹膜结核引起肠梗阻的可能。遇风湿性心瓣膜病伴心房纤颤、动脉粥样硬化或闭塞性动脉内膜炎的患者，应考虑肠系膜动脉栓塞；而门静脉高压和门静脉炎可致门静脉栓塞。这些动静脉血流受阻是血管性肠梗阻的常见原因。在儿童患者中，偶可见到蛔虫引起肠堵塞；3岁以下婴幼儿患者中原发性肠套叠多见；青年、中年患者的常见病因是肠粘连、嵌顿性外疝和肠扭转；老年患者的常见病因是结肠癌、乙状结肠扭转和粪块堵塞，而结肠梗阻病例的90％为癌性梗阻。成人患者中肠套叠少见，多继发于梅克尔憩室、肠息肉和肿瘤。在腹部检查时，要特别注意腹部手术切口瘢痕和隐蔽的外疝。

腹痛、呕吐、腹胀、便秘和停止排气是肠梗阻的典型症状，但在各类肠梗阻中轻重并不一致。

1.腹痛

肠梗阻的患者大多有腹痛。在急性完全性机械性小肠梗阻患者中，腹痛表现为阵发性绞痛。它是由梗阻部位以上的肠管强烈蠕动所引起的，多位于腹中部，常突然发作，逐步加剧至高峰，持续数分钟后缓解。间隙期可以完全无痛，但过段时间后可以再发，绞痛的程度和间隙期的长短则因梗阻部位的高低和病情的缓急而异。一般而言,十二指肠、上段空肠梗阻时呕吐可起减压作用,患者的绞痛较轻。而低位回肠梗阻则可因肠胀气抑制肠蠕动,故绞痛亦轻。唯急性空肠梗阻时绞痛较剧烈,一般2~5分钟即发作一次。不完全性肠梗阻的腹痛较轻,在一阵肠鸣或排气后可缓解。慢性肠梗阻亦然,而且间隙期亦长。急性机械性结肠梗阻时腹痛多在下腹部,一般较小肠梗阻轻。结肠梗阻时若回盲瓣功能正常,结肠内容物不能逆流到小肠,肠腔因而逐渐扩大,压力升高,除阵发性绞痛外可有持续性钝痛。此种情况出现时应注意有闭襻性肠梗阻的可能性。发作间隙期的持续性钝痛是绞窄性肠梗阻的早期表现。如若肠壁已发生缺血坏死则呈持续性剧烈腹痛。至于麻痹性肠梗阻,因为肠肌已无蠕动能力,所以无肠绞痛发作,可由高度肠管膨胀而引起腹部持续性胀痛。

2.呕吐

肠梗阻患者几乎都有呕吐,早期为反射性呕吐,吐出物多为胃内容物。后期则为反流性呕吐,因梗阻部位高低而不同,梗阻部位越高,呕吐越频繁剧烈。低位小肠梗阻时呕吐较轻。结肠梗阻时,因回盲瓣可以阻止反流,故早期可无呕吐,但后期回盲瓣因肠腔过度充盈而关闭不全,亦有较剧烈的呕吐,吐出物可含粪汁。

3.腹胀

腹胀是较迟出现的症状,其程度与梗阻部位有关。高位小肠梗阻由于频繁呕吐,多无明显腹胀。低位小肠梗阻或结肠梗阻的晚期常有显著的全腹膨胀。闭襻性梗阻的肠段膨胀很突出,常呈不对称的局部膨胀。有麻痹性肠梗阻时,全部肠管膨胀,故腹胀显著。

4.便秘和停止排气

有完全性肠梗阻时,患者的排便和排气现象消失。但在高位小肠梗阻的最初2~3天,如梗阻以下肠腔内积存了粪便和气体,则仍有排便和排气现象,不能因此否定完全性梗阻的存在。绞窄性肠梗阻(如肠扭转、肠套叠以及结肠癌所致的肠梗阻)患者可有血便或脓血便排出。

5.全身症状

单纯性肠梗阻患者一般无明显的全身症状,但呕吐频繁和腹胀严重者必有脱水,血钾过低者有疲软、嗜睡、乏力和心律失常等症状。绞窄性肠梗阻患者的全身症状最显著,早期即有虚脱,很快进入休克状态。伴有腹腔感染者,腹痛持续并扩散至全腹,同时有畏寒、发热、白细胞增多等感染和毒血症表现。

六、治疗措施

肠梗阻的治疗方法取决于梗阻的原因、性质、部位、病情和患者的全身情况。但不论采取何种治疗方法,都有必要纠正肠梗阻所引起的水、电解质和酸碱平衡的失调,做胃肠减压以改善梗阻部位以上肠段的血液循环以及控制感染。

(一)纠正脱水、电解质丢失和酸碱平衡失调

脱水与电解质的丢失与病情与疾病的种类有关。应根据临床经验与化验结果估计。一般成人症状较轻的约需补液 1 500 mL,有明显呕吐的则需补液 3 000 mL,而伴周围循环虚脱和低血压时则需补液 4 000 mL 以上。若病情一时不能缓解,则需补给从胃肠减压中排出的量、尿中排泄的量以及每天正常的需要量。当尿量正常时,需补给钾盐。低位肠梗阻多因碱性肠液丢失,而易有酸中毒,而高位肠梗阻则因胃液和钾丢失而易发生碱中毒,皆应给予相应的纠正。在绞窄性肠梗阻和机械性肠梗阻的晚期,可有血浆和全血丢失,产生血液浓缩或血容量不足,故应补给全血或血浆、清蛋白等。

必须根据患者的呕吐情况,脱水体征,每小时尿量和尿比重,血钠、钾、氯离子,血肌酐以及中心静脉压的测定结果等调整治疗方法。由于酸中毒、血浓缩、钾离子从细胞内逸出,血钾测定有时不能真实地反映细胞缺钾情况。而应进行心电图检查。补充体液和电解质、纠正酸碱平衡失调的目的在于维持机体内环境的相对稳定,保持机体的抗病能力,使患者在肠梗阻解除之前渡过难关,能在有利的条件下经受外科手术治疗。

(二)胃肠减压

通过胃肠插管减压可引出吞入的气体和滞留的液体,解除肠膨胀,避免吸入性肺炎,减轻呕吐,改善由腹胀引起的循环和呼吸窘迫症状,在一定程度上能改善梗阻以上肠管的淤血、水肿和血液循环。少数轻型单纯性肠梗阻经有效的减压肠腔可恢复通畅。胃肠减压可减少手术操作困难,增加手术的安全性。

减压管一般有两种:较短的一种(列文管)可放置在胃或十二指肠内,操作方便,对高位小肠梗阻减压有效;另一种减压管(米勒雅培管)长数米,适用于较低位小肠梗阻和麻痹性肠梗阻的减压,但操作费时,放置时需要 X 线透视以确定管端的位置。结肠梗阻发生肠膨胀时,插管减压无效,常需手术减压。

(三)控制感染和毒血症

肠梗阻时间过长或发生绞窄时,肠壁和腹膜常有多种细菌感染(如大肠埃希菌、梭状芽胞杆菌、链球菌),静脉滴注以抗革兰阴性杆菌为重点的广谱抗生素十

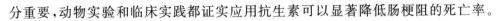

分重要,动物实验和临床实践都证实应用抗生素可以显著降低肠梗阻的死亡率。

(四)解除梗阻,恢复肠道功能

对单纯性机械性肠梗阻,尤其是早期不完全性肠梗阻,如由蛔虫、粪块堵塞或炎症粘连所致的肠梗阻可进行非手术治疗。早期肠套叠、肠扭转引起的肠梗阻亦可在严密的观察下先行非手术治疗。动力性肠梗阻除非伴有外科情况,不需要手术治疗。

非手术治疗除前述各项治疗外尚可用下列措施。

(1)可用液状石蜡生豆油或菜油200～300 mL分次口服或由胃肠减压管注入。适用于病情较重,体质较弱者。

(2)麻痹性肠梗阻如无外科情况可注射新斯的明、用芒硝热敷腹部等来治疗。

(3)针刺足三里、中脘、天枢、内关、合谷、内庭等穴位可作为辅助治疗。

绝大多数机械性肠梗阻需做外科手术,缺血性肠梗阻和绞窄性肠梗阻更宜及时手术处理。

外科手术的主要内容:①松解粘连或嵌顿性疝,整复扭转或套叠的肠管等,以消除梗阻的局部原因。②切除坏死的或有肿瘤的肠段,引流脓肿等,以清除局部病变。③肠造瘘术可解除肠膨胀,以利于肠段切除。肠吻合术可绕过病变肠段,恢复肠道的通畅。

七、急救护理

急性肠梗阻的护理要点是矫正肠梗阻引起的全身性生理紊乱和解除梗阻而采取的相应措施,即胃肠减压,纠正水、电解质紊乱和酸碱失衡,防治感染和中毒。采用非手术疗法,需严密观察病情的变化。如病情不见好转或继续恶化,应及时为医师提供信息,修改治疗方案。对有适应证者积极完善术前准备,尽早手术以解除梗阻,加强围术期护理。

(一)护理目标

(1)严密观察病情的变化,使患者迅速进入诊断、治疗程序。

(2)维持有效的胃肠减压。

(3)减轻症状,如疼痛、腹胀、呼吸困难。

(4)加强基础护理,增加患者的舒适感。

(5)做好水分、电解质的管理。

(6)预防各种并发症,提高救治成功率。

（7）加强心理护理，增强患者战胜疾病的信心。

（8）帮助患者及其家属掌握护理知识，为患者回归正常生活做准备。

（二）护理措施

1.密切观察病情的变化

（1）意识、表情的变化能够反映中枢神经系统血液灌注的情况。意识由清醒变模糊或昏迷提示病情加重。

（2）监测患者的血压、脉搏、呼吸、体温，15～30分钟记录1次。记录尿量，观察腹痛、腹胀、呕吐、排气和排便情况。如果患者有口渴、尿量减少、脉率加快、脉压减小、烦躁不安、面色苍白等表现，这些是早期休克征象，应加快输液速度，配合医师进行抢救。早期单纯性肠梗阻患者的全身情况无明显变化，后因呕吐，水、电解质紊乱，可出现脉搏细速、血压下降、面色苍白、眼球凹陷、皮肤弹性减退、四肢发凉等中毒性休克征象。

（3）注意有无突发的剧烈腹痛、腹胀明显加重等异常情况。若出现持续剧烈的腹痛、频繁的呕吐，非手术治疗疗效不明显，有明显的腹膜炎表现以及呕血、便血等症状，这些是绞窄性肠梗阻表现，应尽早配合医师行手术治疗。

（4）术后密切观察患者的一般情况，应30～60分钟测血压、脉搏1次，平稳后可根据医嘱延长测定时间。对重症患者进行心电监护，预防中毒性休克。如发现异常情况要及时通知医师，做好抢救工作。

（5）保持各引流管通畅，妥善固定，防止引流管被挤压而扭曲，同时密切观察引流液的性状，如量、颜色、气味。

2.胃肠减压的护理

（1）肠梗阻的急性期须禁食，并保持有效的胃肠减压。胃肠减压可吸出肠道内气体和液体，减轻腹胀，降低肠腔内压力，改善肠壁的血液循环，有利于改善局部病变及全身情况。关心、安慰患者，讲解胃肠减压的作用及重要性，使患者重视胃肠减压的作用。

（2）妥善固定胃管，2小时抽吸1次，避免胃管曲折或脱出。保持引流通畅，若引流不畅，可用等渗盐水冲洗胃管，观察引出物的色、质、量并记录。

（3）避免胃内存留大量的液体和气体而影响药物的保存和吸收。进行注药操作时，动作要轻柔，避免牵拉胃管引起患者不适。注射完毕，一定要夹紧胃管2～3小时，以利于药物吸收及进入肠道。

（4）动态观察胃肠吸出物的颜色及量。若吸出物减少及变清，肠鸣音恢复，表示梗阻正在缓解；若吸出物的量较多，有粪臭味或呈血性，表示肠梗阻未解除，促使细菌繁殖或者引起肠管血循环障碍,应及早通知医师,采取合理的手术。

（5）术后更应加强胃肠减压的护理。每天记录胃液量,便于医师参考来做补液治疗。注意胃液性质,发现引出大量血性液体时,应及时向医师报告。

3.体位和活动的护理

（1）非手术患者卧床休息。在血压稳定的情况下,可采取半卧位,以减轻腹痛、腹胀,这样也有利于呼吸。

（2）术后待生命体征平稳后采用半卧位,使腹腔内渗出液流向盆腔而利于吸收(盆腔内腹膜吸收能力较强),使感染局限化,减少膈下感染,减轻腹部张力,减轻切口疼痛,有利于切口愈合。有造瘘口者应向造瘘口侧侧卧,以防肠内大便或肠液流出,污染腹部切口,或从造瘘口基底部刀口流入肠腔而导致感染。护理人员应经常协助患者维持好半卧位。

（3）指导和协助患者活动。术后6小时血压平稳后患者可在床上翻身,动作宜小且轻缓。术后第一天可协助患者坐起并拍其背促进排痰。鼓励患者早期下床活动,这样有利于肠蠕动恢复,防止肠粘连,促进生理功能和体力的恢复,防止肺不张。

（4）被动、主动活动双下肢,防止下肢静脉血栓形成。对瘦、弱、年老的患者要特别注意骶尾部的皮肤护理,防止因受压过久发生压疮。

4.腹痛的护理

（1）患者主诉疼痛时应立即采取相应的处理措施,如给予舒适的体位,安慰患者,让患者做深呼吸。但在明确诊断前禁用强镇痛药物。

（2）禁食,保持有效的胃肠减压。

（3）观察腹痛的部位、性质、程度、进展情况。单纯性机械性肠梗阻的腹痛一般为阵发性剧烈绞痛;绞窄性肠梗阻的腹痛往往为持续性腹痛伴有阵发性加重,疼痛也较剧烈;麻痹性肠梗阻的腹痛往往不明显,阵发性绞痛尤为少见;结肠梗阻的腹痛一般为胀痛。要观察生命体征的变化,判断有无绞窄性肠梗阻及休克,为选择治疗时机提供依据。

5.呕吐的观察及护理

（1）呕吐时,协助患者坐起或使其头侧向一边,及时清理呕吐物,防止窒息和引起吸入性肺炎。

（2）患者呕吐后用温开水漱口,保持口腔清洁,清洁颜面部。护理人员记录呕吐的时间、次数、性质和呕吐物的量等。维持患者的口腔卫生,口腔护理每天2次,防止口腔感染。

(3)若患者胃肠减压后仍呕吐,应考虑是否存在引流不畅,检查胃管是否移位或脱出,管道是否打折、扭曲,管腔是否堵塞,应及时给予相应的处理。

6.腹部体征的观察及护理

(1)评估、记录腹胀的程度,观察病情变化。观察腹部外形,每小时听诊肠鸣音1次,腹胀伴有阵发性腹绞痛,肠鸣音亢进,甚至有气过水声或金属音,应严密观察。有麻痹性肠梗阻时全腹膨胀显著,但不伴有肠型;闭襻性肠梗阻可以出现局部膨胀;结肠梗阻因回盲瓣关闭可以显示腹部高度膨胀,而且往往不对称。

(2)动态观察是否有排气、排便。

(3)减轻腹胀的措施有胃管引流,保持有效的负压吸引,热敷或按摩腹部。如无绞窄性肠梗阻,可从胃管注入液状石蜡,每次20~30 mL,促进排气、排便。

7.加强水、电解质管理

(1)准确记录24小时出入量、每小时尿量,作为调整输液量的参考指标。

(2)遵医嘱尽快补充水和电解质。应科学、合理地安排补液顺序。

(3)维持有效的静脉通道,必要时建立中心静脉通道。加强局部护理。

8.预防感染的护理

(1)为患者进行各项治疗、操作时严格遵守无菌原则。接触患者前后均用流水洗手,防止交叉感染。

(2)对有引流管者,应每天更换引流袋,保持引流通畅。

(3)禁食和胃肠减压期间患者应用生理盐水或漱口液护理口腔,每天3次,防止口腔炎的发生。

(4)对留置导尿管者应用0.1%苯扎溴铵给尿道口消毒或擦洗外阴,每天3次。

(5)加强皮肤护理,及时为患者擦干汗液、清理呕吐物、更换衣被。2小时帮患者变换体位1次,为患者按摩骨突部位,防止压疮的发生。

9.引流管的护理

(1)术后因病情需要放置腹腔引流管,护理人员应明确引流管的放置位置及作用,注意引流管是否固定牢固,有无扭曲、阻塞等。

(2)术后30分钟挤压1次引流管,以避免管腔被血块堵塞,保持引流管通畅。

(3)注意观察引流液的量及性质,及时、准确地向医师报告病情。

(4)在操作过程中注意无菌操作,防止逆行感染。

10.饮食护理

待患者的胃肠功能恢复,肛门排气后给患者少量流质饮食。肠切除者应在肛门排气后 1～2 天 才能开始进食流质饮食。进食后如无不适,逐渐过渡至半流质、软质、普通饮食。给予无刺激、易消化、营养丰富及富含纤维素的食物。有造瘘口者避免进食产气、产酸和刺激性食物,以免产生臭气。随着病情恢复,造瘘口功能的健全,2 周左右可进容易消化的少渣普食及含纤维素高的食物,这样不但可使粪便成形,便于护理,而且起到扩张造瘘口的作用。

11.心理护理

肠梗阻发病急,疼痛剧烈,患者一般有紧张、恐惧、焦虑等不良情绪,入院后急于想得到治疗,缓解疼痛。护理人员应耐心安慰、解释,与家属做好沟通工作,共同鼓励、关心患者。

(1)介绍环境及负责医师、护士,协助患者适应新环境。为患者提供安静、整洁、舒适的环境,避免不良刺激。

(2)治疗操作前简单解释,操作轻柔,尽量减少引起患者恐惧的医源性因素。

(3)用浅显的语言向患者解释疾病的原因、治疗措施、手术需要的配合。

(4)对患者的感受表示理解,耐心倾听,鼓励其说出自己的感受,给予帮助。

(5)避免在与医师、家属充分沟通前,直接同患者谈论病情的严重性。

(三)健康教育

(1)嘱患者养成良好的生活习惯,例如,生活起居要有规律,每天定时排便,排便时精力集中,即使无便意也要做排便动作,保持大便通畅。

(2)嘱患者饱餐后不宜剧烈运动和劳动,防止发生肠扭转。

(3)嘱患者定期复诊;有腹胀、腹痛等不适时,及时到医院检查;及早发现引起肠梗阻的因素,早诊断、早治疗。

第四节 胆 囊 炎

一、疾病概述

(一)概念

胆囊炎是指发生在胆囊的细菌性和/或化学性炎症。根据发病的缓急和病程的长短分为急性胆囊炎、慢性胆囊炎和慢性胆囊炎急性发作 3 类。约 95％的急性胆囊炎患者合并胆囊结石,称为急性胆石性胆囊炎;未合并胆囊结石者,称为急性非结石性胆囊炎。胆囊炎的发病率很高。发病年龄多为 35 岁以后,以 40～60 岁为高峰。女性的发病率约为男性的 4 倍,肥胖者的发病率高于其他体型者。

(二)病因

1.急性胆囊炎

急性胆囊炎是外科常见急腹症,其发病率居于炎性急腹症的第二位,仅次于急性阑尾炎,女性患者居多。急性胆囊炎的病因复杂,胆囊结石和细菌感染是引发急性胆囊炎的两大重要因素,主要包括以下几点。

(1)胆道阻塞:结石阻塞或嵌顿于胆囊管或胆囊颈,导致胆汁排出受阻,胆汁潴留,其中,水分吸收而胆汁浓缩,胆汁中的胆汁酸刺激胆囊黏膜而引起水肿、炎症,甚至坏死。90％～95％的急性胆囊炎与胆石有关,在少数情况下,胰液从胰管和胆总管共同的腔道中反流,也可进入胆囊,产生化学性刺激。结石亦可直接损伤受压部位的胆囊黏膜而引起炎症。此外,胆囊颈或胆囊管腔狭窄,或受到管外肿块的压迫也可以导致阻塞。胆管和胆囊颈结石嵌塞是引起急性胆囊炎重要的诱因。

(2)细菌入侵:发生急性胆囊炎时胆囊胆汁的细菌培养阳性率可高达80％～90％,包括需氧菌与厌氧菌感染,其中,大肠埃希菌最为常见。细菌多来源于胃肠道,致病菌通过胆道逆行、直接蔓延或经血液循环和淋巴途径入侵胆囊。结石压迫局部囊壁的静脉,使静脉回流受阻而淤血、出血,以至坏死而引起炎症。

(3)化学性刺激:胆汁酸、逆流的胰液和溶血卵磷脂对细胞膜有毒性作用和损伤作用。

(4)病毒感染:乙肝病毒可以侵犯许多组织和器官,可以在胆管上皮中复制,对胆道系统有直接的侵害作用。

(5)胆囊的血流灌注量不足:例如,休克和动脉硬化可引起胆囊黏膜的局灶性坏死。

(6)其他:严重创伤、烧伤、严重过敏、长期禁食或与胆囊无关的大手术等导致的内脏神经功能紊乱时发生急性胆囊炎。

2.慢性胆囊炎

该病大多继发于急性胆囊炎,是急性胆囊炎反复发作的结果。有较多的病例直接由化学刺激引起。胆囊结石或有阻塞常伴有慢性胆囊炎,这些原因不消

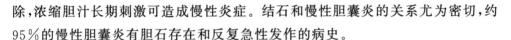

除,浓缩胆汁长期刺激可造成慢性炎症。结石和慢性胆囊炎的关系尤为密切,约95％的慢性胆囊炎有胆石存在和反复急性发作的病史。

(三)病理生理

1.急性胆囊炎

(1)急性结石性胆囊炎:当结石致胆囊管梗阻时,胆汁淤积,胆囊内压力升高,胆囊肿大,黏膜充血、水肿,渗出增多;镜下可见血管扩张和炎性细胞浸润,称为急性单纯性胆囊炎。若梗阻未解除或炎症未控制,病情继续发展,病变可累及胆囊壁的全层,胆囊壁充血、水肿加重,出现瘀斑或脓苔,部分黏膜坏死脱落,甚至浆膜液有纤维素和脓性渗出物;镜下可见组织中有广泛的中性粒细胞浸润,黏膜上皮脱落,即急性化脓性胆囊炎;还可引起胆囊积脓。若梗阻仍未解除,胆囊内压力继续升高,胆囊壁张力升高,导致血液循环障碍时,胆囊组织除上述炎性改变外,整个胆囊呈片状缺血坏死;镜下见胆囊黏膜结构消失,血管内外充满红细胞,即急性坏疽性胆囊炎。若胆囊炎症继续加重,积脓增多,胆囊内压力升高,在胆囊壁的缺血、坏死或溃疡处极易造成穿孔,会引起胆汁性腹膜炎,穿孔部位常在颈部和底部,如胆囊坏疽穿孔发生过程较慢,周围粘连包裹,则形成胆囊周围脓肿。

(2)急性非结石性胆囊炎:病理过程与急性结石性胆囊炎基本相同,但急性非结石性胆囊炎更容易发生胆囊坏疽和穿孔,约75％的患者发生胆囊坏疽,约15％的患者出现胆囊穿孔。

2.慢性胆囊炎

胆囊炎症和结石反复刺激,胆囊壁炎性细胞浸润和纤维组织增生,胆囊壁增厚,可与周围组织粘连,甚至出现胆囊萎缩,胆囊失去收缩和浓缩胆汁的功能。慢性胆囊炎可分为慢性结石性胆囊炎和慢性非结石性胆囊炎两大类,前者占该病的70％～80％,后者占20％～30％。

(四)临床表现

1.急性胆囊炎

(1)症状。①腹痛:多数患者有上腹部疼痛史,表现为右上腹阵发性绞痛,常在饱餐、进食油腻食物后或夜间发作,疼痛可放射至右肩及右肩胛下。②消化道症状:患者腹痛发作时常伴恶心、呕吐、厌食等消化道症状。③发热或中毒症状:根据胆囊炎症反应程度的不同,患者可出现不同程度的体温升高和脉搏加速。

(2)体征。①腹部压痛:早期可有右上腹压痛或叩痛。胆囊化脓坏疽时可扪及肿大的胆囊,可有不同程度和不同范围的右上腹压痛或右季肋部叩痛,墨菲征常为阳性,伴有不同程度的肌紧张,胆囊张力大时更加明显。腹式呼吸可因疼痛而减弱,常显吸气性抑制。②黄疸:10%～25%的患者可出现轻度黄疸,黄疸多见于胆囊炎症反复发作合并米里齐综合征的患者。

2.慢性胆囊炎

临床症状常不典型,主要表现为上腹部饱胀不适、厌食油腻和嗳气等消化不良的症状以及右上腹和肩背部隐痛。多数患者有典型的胆绞痛病史。体检可发现右上腹胆囊区压痛或不适感,墨菲征可呈弱阳性,如胆囊肿大,右上腹肋下可及光滑的圆形肿块。在并发胆道急性感染时可有寒战、发热等。

(五)辅助检查

1.急性胆囊炎

(1)实验室检查:血常规检查可见血白细胞计数和中性粒细胞比例升高,部分患者可有血清胆红素、转氨酶、碱性磷酸酶和淀粉酶升高。

(2)影像学检查:B超检查可显示胆囊肿大,胆囊壁增厚,大部分患者可见胆囊内有结石光团。^{99m}Tc-依替菲宁检查,有急性胆囊炎时胆囊常不显影,但该项检查不作为常规检查。

2.慢性胆囊炎

B超检查是慢性胆囊炎首选的辅助检查方法,可显示胆囊增大,胆囊壁增厚,胆囊腔缩小或萎缩,排空功能减退或消失,并可探知有无结石。此外,CT、MRI、腹部X线平片等也是重要的检查手段。

(六)主要处理原则

主要处理原则为手术治疗,手术时机和手术方式取决于患者的病情。

1.非手术治疗

(1)适应证:诊断明确、病情较轻的急性胆囊炎患者;老年人或伴有严重心血管疾病,不能耐受手术的患者。在非手术治疗的基础上积极治疗各种并发症,待患者一般情况好转后再考虑择期手术治疗。

(2)常用的非手术治疗措施:主要包括禁饮食和/或胃肠减压、纠正水电解质和酸碱平衡紊乱、控制感染、使用消炎利胆及解痉止痛药物、全身支持、对症处理,还可以使用中药、针刺疗法等。在非手术治疗期间,若病情加重或出现胆囊坏疽、穿孔等并发症应及时进行手术治疗。

2.手术治疗

(1)急诊手术适应证:①发病在48～72小时以内者。②经非手术治疗无效且病情加重者。③合并胆囊穿孔、弥漫性腹膜炎、急性梗阻性化脓性胆管炎、急性坏死性胰腺炎等严重并发症者。④其余患者可根据具体情况择期手术。

（2）手术方式。①胆囊切除术：根据病情选择开腹或腹腔镜行胆囊切除术。手术过程中遇到下列情况应同时进行胆总管切开探查和 T 管引流术。患者有黄疸史；胆总管内扪及结石或术前B超提示有肝总管、胆总管结石；胆总管扩张，直径＞1 cm；胆总管内抽出脓性胆汁或有胆色素沉淀；患者合并慢性复发性胰腺炎。②胆囊造口术：目的是减压和引流胆汁。该方式主要用于年老体弱，合并严重心、肺、肾等器官功能障碍，不能耐受手术的患者，或有局部炎症水肿，粘连严重导致局部解剖不清者。待病情稳定、局部炎症消退后再根据患者的情况决定是否行择期手术治疗。

二、护理评估

（一）术前评估

1.健康史及相关因素

（1）一般情况：了解患者的年龄、性别、职业、居住地及饮食习惯等。

（2）发病的病因和诱因：了解腹痛的病因和诱因，腹痛发生的时间，腹痛是否与饱餐、进食油腻食物及夜间睡觉时改变体位有关。

（3）腹痛的性质：是否为突发性腹痛，疼痛的性质是绞痛还是隐痛，是阵发性还是持续性疼痛，是否放射至右肩背部或右肩胛下等。

（4）既往史：有无胆石症、胆囊炎、胆道蛔虫病史，有无胆道手术史，有无消化性溃疡及类似疼痛发作史，有无用药史、过敏史及腹部手术史。

2.身体评估

（1）全身：患者有无寒战、发热、恶心、呕吐，有无面色苍白等贫血现象，有无黏膜和皮肤黄染等，有无体质量减轻，有无意识及神经系统的其他改变等。

（2）局部：腹痛的部位是位于右上腹还是剑突下，有无全腹疼痛；有无压痛、肌紧张及反跳痛；能否触及胆囊及胆囊肿大的程度如何，墨菲征是否呈阳性。

（3）辅助检查：血常规检查中白细胞计数及中性粒细胞比例是否升高，血清胆红素、转氨酶、碱性磷酸酶及淀粉酶有无升高，B超是否观察到胆囊增大或结石影，^{99m}Tc-依替菲宁检查胆囊是否显影，心、肺、肾等器官功能有无异常。

3.心理-社会评估

了解患者及其家属在疾病治疗过程中的心理反应与需求、家庭及社会的支持情况、患者的心理承受程度及对治疗的期望等，引导患者正确配合疾病的治疗与护理。

(二)术后评估

1.手术中情况

了解手术的方式和手术范围,如是胆囊切除还是胆囊造口术,是开腹还是腹腔镜;术中有无行胆总管探查,术中出血量及输血、补液情况;有无留置引流管及其位置和目的。

2.术后病情

评估术后生命体征及手术切口愈合的情况;T管及其他引流管引流情况,包括引流液的量、颜色、性质等。对老年患者尤其要评估其呼吸及循环功能等状况。

3.心理-社会评估

评估患者及其家属对术后和术后康复的认知和期望。

三、主要护理诊断/问题

(1)疼痛:与胆囊结石突然嵌顿、胆汁排空受阻致胆囊强烈收缩或继发胆囊感染、术后伤口疼痛有关。

(2)有体液不足的危险:与恶心、呕吐、不能进食和手术前后需要禁食有关。

(3)潜在并发症:胆囊穿孔、感染等。

四、护理措施

(一)减轻或控制疼痛

根据疼痛的程度,采取非药物方法或药物止痛。

1.卧床休息

协助患者采取舒适体位,指导其有节律地深呼吸,达到放松和减轻疼痛的效果。

2.合理饮食

对病情较轻且决定采取非手术治疗的急性胆囊炎患者,指导其选择清淡饮食,忌食油腻食物;对病情严重需急诊手术的患者予以禁食和胃肠减压,以减轻腹胀和腹痛。

3.药物止痛

对诊断明确的剧烈疼痛者,可遵医嘱通过口服、注射等方式给予消炎利胆、解痉或止痛药,以缓解疼痛。

4.控制感染

遵医嘱及时、合理地应用抗生素。通过控制胆囊炎症,减轻胆囊肿胀和胆囊压力达到减轻疼痛的效果。

(二)维持体液平衡

对于禁食患者,根据医嘱经静脉补充足够的热量、氨基酸、维生素、水、电解质等,以维持水、电解质及酸碱平衡。对能进食、进食量不足者,指导和鼓励其进食高蛋白、高碳水化合物、高维生素和低脂饮食,以保持良好的营养状态。

(三)并发症的预防和护理

1.加强观察

严密观察患者的生命体征变化,了解腹痛的程度、性质、发作的时间、诱因,腹痛缓解的相关因素和腹部体征的变化。若腹痛进行性加重,且范围扩大,出现压痛、反跳痛、肌紧张等,伴有寒战、高热的症状,提示胆囊穿孔或病情加重。

2.减轻胆囊内压力

遵医嘱应用敏感抗菌药物,以有效控制感染,减轻炎性渗出,达到减少胆囊内压力、预防胆囊穿孔的目的。

3.及时处理胆囊穿孔

一旦发生胆囊穿孔,应及时报告医师,并配合做好紧急手术的准备。

五、护理评价

(1)患者的腹痛得到缓解,能叙述自我缓解疼痛的方法。

(2)患者在禁食期间得到相应的体液补充。

(3)患者没有发生胆囊穿孔或胆囊穿孔得到及时发现和处理。

(4)术后愈合良好,无并发症发生。

(5)患者的心理压力得到及时的调节与干预。患者的依从性较好,患者对疾病的治疗和预防有一定的了解。

第五节　下肢静脉曲张

一、概述

下肢静脉曲张也称为下肢浅静脉瓣膜功能不全,是一种常见疾病,多见于从事持久体力劳动、站立工作的人员或怀孕妇女。青年时期即可发病,但一般中年、壮年的发病率最高。我国15岁以上人群该病的发病率约为8.6%,45岁以上人群该病的发病率为 16.4%。国际上报道一般人该病的发病率为 20%，女性的发病率较男性的高。而随着经济的发展，我国该病的发病率有上升的趋势。

静脉曲张对患者生活质量的影响类似于其他常见的慢性疾病，如关节炎、糖尿病和心血管疾病。在法国，该病治疗的总成本占社会医疗总成本的 2.5%。有 2004 年的报道称，美国每年因此产生的医疗费用达数十亿美元。

下肢静脉曲张可分为单纯性和继发性两类，前者是由大隐静脉瓣膜关闭不全所致，而后者由继发于下肢深静脉瓣膜功能不全或下肢深静脉血栓形成的综合征所致。

二、病理生理

下肢静脉曲张的主要血流动力学改变是主干静脉和皮肤毛细血管压力升高。主干静脉高压导致浅静脉扩张。皮肤毛细血管压力升高造成皮肤微循环障碍、毛细血管通透性增加，血液中的大分子物质渗入组织间隙并聚集、沉积在毛细血管周围，形成阻碍皮肤和皮下组织细胞摄取氧气和营养的屏障，导致皮肤色素沉着、纤维化、皮下脂肪硬化和皮肤萎缩，最后形成溃疡。

当大隐静脉瓣膜遭到破坏而关闭不全后，可影响远侧和交通瓣膜，甚至通过属支而影响小隐静脉。静脉瓣膜和静脉壁距离心脏越远、强度越差，承受的压力却越高。因此，下肢静脉曲张后期的进展要比初期迅速，曲张的静脉在小腿部远比在大腿部明显。

三、病因与诱因

其病因较为复杂，常见的原因包括静脉壁薄弱或先天性瓣膜缺如、血管骨肥大综合征、基因遗传、浅静脉压力升高等。

静脉壁薄弱、静脉瓣膜缺陷及浅静脉内压力持续升高是引起浅静脉曲张的主要原因。静脉瓣膜功能不全是一种常见情况，约 30% 的下肢静脉曲张是由下肢静脉瓣膜功能不全引起的。相关因素如下。

(一)先天因素

静脉瓣膜缺陷和静脉壁薄弱是全身支持组织薄弱的表现，与遗传因素有关。有些患者下肢静脉瓣膜稀少，有的甚至完全缺如，造成静脉血逆流。

(二)后天因素

增加下肢血柱重力和循环血量超负荷是造成下肢静脉曲张的后天因素。任何增加血柱重力的因素，如长期站立、重体力劳动、妊娠、慢性咳嗽、习惯性便秘，都可使静脉瓣膜承受过度的压力，逐渐松弛而关闭不全。循环血量经常超过负荷,造成压力升高、静脉扩张,可导致瓣膜相对性关闭不全。

四、临床表现

下肢浅静脉扩张迂曲,患者站立时出现酸胀和疼痛,行走或平卧位时消失。病程进展到后期,下肢皮肤因血液循环不畅而发生营养障碍,出现皮肤萎缩、脱屑、瘙痒、色素沉着、皮肤和皮下组织硬结,甚至湿疹和溃疡形成,尤其是足背、踝部、小腿下段,严重时或外伤后皮肤溃烂,经久不愈。

五、辅助检查

(一)特殊检查

1.大隐静脉瓣膜功能试验

患者平卧,抬高下肢,排空静脉,在大腿根部扎止血带阻断大隐静脉,然后让患者倒立,10秒内放开止血带,若出现自上而下的静脉充盈,提示瓣膜功能不全。若未放开止血带前,止血带下方的静脉在30秒内已充盈,则表明交通静脉瓣膜关闭不全。根据同样原理,在腘窝部扎止血带,可检测小隐静脉瓣膜的功能。

2.深静脉通畅试验

用止血带阻断大腿浅静脉主干,嘱患者连续用力踢腿或做下蹲活动10余次,小腿肌泵收缩迫使浅静脉向深静脉回流而排空。若在活动后浅静脉曲张更为明显、张力升高,甚至出现胀痛,提示深静脉不通畅。

3.交通静脉瓣膜功能试验

患者仰卧,抬高下肢,在大腿根部扎上止血带,然后从足趾向上至腘窝缠绕第一根弹力绷带,再自止血带处向下,缠绕第二根弹力绷带,如果在第二根绷带之间的间隙出现静脉曲张,即意味着该处有功能不全的交通静脉。

(二)影像学检查

1.下肢静脉造影

下肢静脉造影被认为是诊断下肢静脉疾病的金标准,但是它是一种有创伤性的检查方法,可伴有穿刺部位血肿、远端血管栓塞、下肢缺血加重等并发症,对碘过敏试验呈阳性患者、孕妇、肾功能损害者及行动不便者无法进行。目前无创检查技术已应用于临床,而且在一定程度上有取代静脉造影的趋势。

2.彩色多普勒超声血管成像检查

此检查无创、安全、无禁忌证,而且成像直观、清晰、易于识别、结果准确,对于微小的和局部病变的动态观察(如瓣膜的活动、功能状态、血栓形成)更优于

X线造影。

3.磁共振血管造影检查

近年来磁共振血管造影技术发展迅速,作为无创性检查方法已逐渐受到人们重视。该检查除无创外,还可清晰地显示动脉、静脉的走向及管径,其诊断的敏感性和特异性均较X线造影高。

六、治疗原则

目前,对下肢静脉曲张的治疗方法包括保守疗法和外科干预。静脉手术的目的是缓解症状和预防并发症的发生。保守治疗适合于病变轻微、处于妊娠期及极度体弱的患者,主要是抬高患肢并休息或穿医用型弹力袜。对于单纯性静脉曲张,传统的外科治疗方法是大隐静脉高位结扎和剥脱术。其他的方法还包括硬化剂注射疗法、超声引导下泡沫硬化治疗法、射频消融和激光治疗等。

七、护理评估

(一)术前评估

1.一般评估

(1)生命体征:术前评估患者的生命体征。

(2)患者主诉:患者是否存在长时间站立后小腿感觉沉重、酸胀、乏力和疼痛。

(3)相关记录:生命体征、皮肤情况。

(4)病史:包括外科手术、内科疾病、药物服用等。

(5)诊断:如血管检查、实验室检查、放射性诊断。

(6)身体状况:活动性、下肢活动能力。

(7)营养状况:如有无肥胖。

(8)知识水平:患者是否了解下肢静脉曲张的形成及自我护理的相关知识。

2.身体评估

(1)视诊:双下肢皮肤有无萎缩、紧绷、脱屑、瘙痒、色素沉着、溃疡,有无静脉明显隆起、蜿蜒成团。

(2)触诊:双下肢皮肤有无肿胀、硬实,皮温,检查足背动脉、胫后动脉的搏动情况。

3.心理-社会状况

了解患者的适应能力、经济状况、家庭支持情况、社交活动、个人卫生、运动量、酒癖、烟癖、药物癖等。

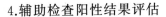

4.辅助检查阳性结果评估

(1)隐静脉瓣膜功能试验呈阳性,出现自上而下的静脉逆向充盈,如在止血带未放开前,止血带下方的静脉在 30 秒内已充盈,则表明有交通静脉瓣膜关闭不全。

(2)深静脉通畅试验呈阳性,活动后浅静脉曲张更为明显,张力升高,甚至有胀痛,则表明深静脉不畅。

5.下肢静脉曲张临床分级(CEAP 分级)

0 级:无可见或可触及的静脉疾病体征。

1 级:有毛细血管扩张、网状静脉,踝部潮红。

2 级:有静脉曲张。

3 级:有水肿但没有静脉疾病引起的皮肤改变。

4 级:有静脉疾病引起的皮肤改变,如色素沉着、静脉湿疹及皮肤硬化。

5 级:有静脉疾病引起的皮肤改变和已愈合的溃疡。

6 级:有静脉疾病引起的皮肤改变和正在发作的溃疡。

6.踝肱指数(ankle brachial index,ABI)

测量患者休息时肱动脉压及踝动脉压,然后计算出指数。此方法被用作压力绷带或压力袜的一个指引,而并非诊断患者是否有原发性静脉或动脉血管病变。

(1)测量患者 ABI 用物:手提多普勒诊断仪、传导性啫喱膏、血压计。

(2)测量 ABI 的操作步骤:向患者解释步骤;患者需平卧休息 10～20 分钟;置袖带于患者的上臂,触摸肱动脉搏动;涂传导性啫喱膏;开启多普勒诊断仪,以 $45°\sim60°$ 角放置探子,听取血流声音;给血压计加压直至声音消失;给血压计慢慢减压直至声音重现;记录此读数;于另一条手臂重复此步骤并记录读数;采用较高的读数作为肱动脉压;置袖带于足踝之上;置探子于胫后动脉或足背动脉,重复以上步骤并记录读数;计算 ABI。

(3)ABI 值指引如表 4-1 所示。

(4)测量 ABI 的注意点:若怀疑患者有深静脉血栓,不可做此检查,因为会增强患者的疼痛感及可能会使血栓脱离移位。患者一定要平卧以减少流体静力压所致的误差,但有些患者因呼吸困难或关节炎而不能平卧,则应该将结果记录下来,以便在下一次测量时做比较。血压计袖带尺寸一定要适中,若袖带太细,便不能令动脉血管完全压缩,从而导致 ABI 值升高。探子角度为 $45°\sim60°$,不可将探子用力向下压,否则会使血管受压而影响血液流动,以至于难以听取声音。

足部冰冷会影响血液流动,可先用衣物覆盖来保暖。ABI 的读数与患者的血压有重要关系,若患者有高血压病史,ABI 的读数会低,相反,读数会高。

表 4-1 ABI 值指引

ABI	临床解释	压力疗法
≥1	正常	可以安全使用压力疗法
≥0.8	可能有轻微动脉血管问题	征询医师意见才可使用压力疗法
<0.8	有动脉血管病变	不建议使用压力疗法
<0.5	有严重动脉血管病变	不可使用压力疗法

注:若 ABI<0.8,应转介入血管外科做进一步检查及治疗;如 ABI 太高,>1.3,可能由动脉血管硬化所致,要做进一步检查,不可贸然采用压力疗法。

7.下肢静脉曲张弹力袜的治疗效果评估

压力疗法的基本概念是足踝压力高于膝部压力,静脉血液便可由小腿推进至心脏。一般认为足踝压力要达到 5.3 kPa(40 mmHg)才可有效降低静脉高压。压力疗法有不同方式,包括使用弹力性绷带、非弹力性绷带、压力袜及间歇性气体力学压力疗法。

(1)使用弹力性绷带:弹力性绷带能伸展至多于原有长度的 140%。当患者活动时,腓肠肌收缩,将血管压向外,当腓肠肌放松时,血管便会弹回至原位。弹力性绷带在任何时间均提供压力,故当患者休息时,压力依然存在,尤其适合活动量少的患者。

(2)使用非弹力性绷带:用非弹力性绷带时需要棉垫保护小腿及皮肤。它只能伸展少许。它的作用主要靠腓肠肌的收缩动作。非弹力性绷带的活动压很高,但休息压低,因此适用于活动量大的患者。

(3)间歇性气体力学压力疗法:此为一个系统连接一个有拉链装置的长靴,患者将小腿及大腿放进长靴内,当泵开启时,便会有气流由足踝至大腿不停地移动,用以促进静脉血回流及减少水肿。

(4)使用压力袜:压力袜同样可以帮助静脉血回流至心脏。英式标准的压力袜可以分为 3 级。①Ⅰ级,提供 1.9～2.3 kPa(14～17 mmHg)的压力,适合于轻微或早期静脉曲张患者,容易穿着但只提供轻微压力。②Ⅱ级,提供 2.4～3.2 kPa(18～24 mmHg)压力,适合于中度或严重的静脉曲张,可治疗及预防静脉性溃疡复发。③Ⅲ级,提供 3.3～4.7 kPa(25～35 mmHg)压力,适合于慢性严重性静脉高血压、严重的静脉曲张、淋巴水肿,可治疗及预防静脉性溃疡复发。

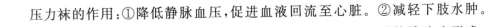

压力袜的作用:①降低静脉血压,促进血液回流至心脏。②减轻下肢水肿。③促进静脉溃疡愈合,防止复发。④对静脉曲张患者,可以延缓静脉溃疡形成。⑤防止深静脉血栓形成。⑥减轻由淋巴液引起的下肢水肿症状。

压力袜的禁忌证:①动脉性血管病变。②下肢严重水肿。③患者有心脏病。④患者有糖尿病或风湿性关节炎。

使用压力袜时应注意以下几个方面:①患者要明白因其下肢有静脉高血压,需要长期穿着压力袜来防止静脉溃疡,但压力袜并不能治疗其静脉高血压。②下肢若有严重水肿,应先用压力绷带,待水肿减退后再穿压力袜。③若有皮炎、湿疹等,应先治疗。④下肢感觉迟钝,可能患者不知道是否过紧,应教会其观察足趾的颜色改变。⑤观察下肢及足部是否有畸形异常。⑥评估患者的手部活动能力,因穿弹力袜需要特别的技巧。

压力袜的评估:评估压力袜的压力度、质量、长度、尺寸和颜色。

需要测量患者的下肢尺寸以购买合适的压力袜。测量时间最好是早上或解除压力绷带后,因此时下肢水肿消退,故测量比较准确。测量内容包括踝最窄周径、腓肠肌最大周径、足的长度(大足趾最尖端部位至足跟)、小腿长度(足跟至膝下)。若压力袜长及大腿,要让患者站立,测量足跟至腹股沟的长度,并且测量大腿最大的周径。

穿着及除去压力袜的注意事项:①压力袜的穿着及除去均需依照厂家指引以避免并发症的发生。②穿着时间因人而异,一般来说早上起来时穿着,然后下床,直至晚上沐浴或睡眠时除去。③一般来说,3～6个月更换压力袜(依厂家指引),但若有破损,则应立即更换。④定期测量 ABI 及由医护人员评估是否需要降低或加强压力度,患者不可自行改变压力度。

健康教育:压力疗法是保守性治疗静脉性高血压的最佳疗法。应保护下肢,避免损伤,穿着合适的鞋、袜。指导患者做腓肠肌收缩运动,以促进静脉回流。不活动时,需要抬高下肢,使其高于心脏水平。

(二)术后评估

1.患者的血液循环

评估患肢远端皮肤的温度、色泽,动脉搏动,感觉等有无异常。

2.伤口敷料

评估伤口的敷料是否干燥、清洁,有无渗血,局部伤口有无红、肿、热、痛等感染征象。患者能否早期离床活动及正常行走。

3.导尿管

评估导尿管是否通畅,尿液的量、颜色、性质,有无导尿管相关性感染的症状。

八、主要护理诊断

(一)活动无耐力

活动无耐力与下肢静脉回流障碍有关。

(二)皮肤完整性受损

皮肤完整性受损与皮肤营养障碍、慢性溃疡有关。

(三)疼痛

疼痛与术后使用弹力绷带、手术切口有关。

(四)潜在并发症

潜在并发症如深静脉血栓形成、小腿曲张静脉破溃出血、下肢静脉溃疡。

九、护理措施

(一)促进下肢静脉回流,改善活动能力

1.保持合适体位

采取良好坐姿,坐时双膝勿交叉过久,以免影响腘窝静脉回流;卧床休息时抬高患肢 30°～40°,以利于静脉回流。

2.密切观察病情

术后 6 小时内测生命体征,每 1 小时测 1 次,动态监测创面敷料,观察肢体有无肿胀、疼痛,注意肢端感觉、温度和颜色的变化。

3.休息与锻炼

术后 6 小时内患者取去枕平卧位,将患肢抬高 20°～30°,同时进行脚趾屈伸运动,每次 1～2 分钟,每天 3～4 次。术后次日早晨嘱患者必须下床活动,除自行洗漱外,根据年龄和身体状况进行行走练习,每次 10～30 分钟,当天活动 2～3 次。在此期间避免静坐或静立不动,以促进静脉血液回流,预防下肢深静脉血栓。回床上休息时,继续用枕头将患肢抬高,同时做足背伸屈运动,以促进静脉血回流。另外,注意保持弹力绷带适宜的松紧度,弹力绷带一般需维持两周才可以拆除。

4.避免引起腹内压和静脉压升高

保持大便通畅,避免长时间站立,肥胖者应有计划进行减轻体质量。

(二)疼痛护理

1.弹力绷带加压包扎过紧

弹力绷带加压包扎过紧可导致下肢缺血性疼痛。此时要检查足背动脉搏动情况,观察足趾皮肤的温度和颜色,如有异常,及时通知医师并给予处理。

2.腹股沟切口疼痛

观察切口处敷料有无渗血,肢体有无肿胀,并及时通知医师,遵医嘱给予止痛剂。

(三)术后并发症的护理

1.下肢深静脉血栓的形成

术后重视患者的主诉,如出现下肢肿胀、疼痛,应警惕深静脉血栓的形成。术后鼓励患者早期活动,用弹性绷带包扎整个肢体,这样有利于血液回流。有条件则可以给予低分子肝素钙5~7天,这样能有效地预防血栓的形成。

2.切口出血

术后严密观察切口敷料渗出情况及患肢包扎敷料情况。常规应用止血药1~2天。

3.切口感染

术后评估切口渗液情况,监测体温变化,如体温升高,切口疼痛,检查发现切口红肿,应警惕切口感染的发生。保持会阴部清洁,防止切口感染。

十、护理效果评估

(1)患者的下肢的色素沉着减轻,肿胀减轻。

(2)患者的活动量逐渐增加。患者增加活动量无不适感。

(3)患者的疼痛得到及时缓解。

(4)患者未出现下肢深静脉血栓、切口出血、感染等并发症。

第五章

妇产科护理

第一节　功能失调性子宫出血

功能失调性子宫出血简称功血，为妇科常见病。它是由于调节生殖系统的神经内分泌机制失常引起的异常子宫出血，而全身及内、外生殖器官无器质性病变存在。常表现为月经周期长短不一、经期延长、经量过多或不规则阴道出血。功血可分为排卵性功血和无排卵性功血两类，约85%病例属无排卵性功血。功血可发生于月经初潮至绝经期间的任何年龄，约50%患者发生于绝经前期，育龄期约占30%，青春期约占20%。

一、护理评估

(一)健康史

1.无排卵性功血

(1)青春期:青春期无排卵性功血与下丘脑-垂体-卵巢轴调节功能未健全有关，过度劳累、精神紧张、恐惧、忧伤、环境及气候改变等应激刺激，以及肥胖、营养不良等因素易导致下丘脑-垂体-卵巢轴调节功能紊乱，卵巢不能排卵。

(2)绝经过渡期:因卵巢功能衰退，卵巢对促性腺激素敏感性降低，卵泡在发育过程中因退行性变而不能排卵。

(3)生育期:可因内、外环境改变，如劳累、应激、流产、手术或疾病等引起短暂无排卵，亦可因肥胖、多囊卵巢综合征、高泌乳素血症等因素长期存在而引起持续无排卵。

2.排卵性功血

黄体功能不足原因在于神经内分泌调节功能紊乱,导致卵泡期卵泡刺激素(FSH)缺乏,卵泡发育缓慢,雌激素分泌减少,正反馈作用不足,黄体生成素(LH)峰值不高,使黄体发育不全、功能不足。子宫内膜不规则脱落者,由于下丘脑-垂体-卵巢轴调节功能紊乱或黄体机制异常引起萎缩过程延长。

评估时注意了解患者的发病年龄、月经史、婚育史及发病诱因,有无性激素治疗不当及全身性出血性疾病史。

(二)身体状况

1.月经紊乱

(1)无排卵性功血:最常见的症状是子宫不规则性出血,特点是月经周期紊乱,经期长短不一,经量多少不定。可先有数周或数月停经,然后阴道流血,量较多,持续 2~3 周或更长时间,不易自止,无腹痛或其他不适。

(2)排卵性功血:黄体功能不足者月经周期缩短,月经频发(月经周期短于21 天),不易受孕或怀孕早期易流产;子宫内膜不规则脱落者月经周期正常,但经期延长,长达 9~10 天,多发生于产后或流产后。

2.贫血

因出血多或时间长,患者出现头晕、乏力、面色苍白等贫血征象。

3.体格检查

体格检查包括全身检查和妇科检查,排除全身性疾病及生殖器官器质性病变。

(三)心理、社会状况

青春期患者常因害羞而影响及时诊治,生育期患者担心影响生育而焦虑,围绝经期患者因治疗效果不佳或怀疑为恶性肿瘤而焦虑、紧张、恐惧。

(四)辅助检查

1.诊断性刮宫

诊断性刮宫可了解子宫内膜反应、子宫内膜病变,达到止血的目的。不规则流血者可随时刮宫止血。确定有无排卵或黄体功能,于月经前一天或者月经来潮 6 小时内做诊断性刮宫,无排卵性功血的子宫内膜呈增生期改变,黄体功能不足显示子宫内膜分泌不良。子宫内膜不规则脱落,于月经周期第5~6 天进行诊断性刮宫,增生期与分泌期子宫内膜共存。

2.B 超检查

B 超检查可了解子宫内膜厚度及生殖器官有无器质性改变。

3.血常规及凝血功能检查

血常规及凝血功能检查可了解有无贫血、感染及凝血功能障碍。

4.宫腔镜检查

宫腔镜检查可直接观察子宫内膜,选择病变区进行活组织检查。

5.卵巢功能检查

卵巢功能检查可判断卵巢有无排卵或黄体功能。

(五)处理要点

1.无排卵性功血

青春期和生育期患者以止血、调整周期、促排卵为原则,围绝经期患者以止血、防止子宫内膜癌变为原则。

2.排卵性功血

黄体功能不足的治疗原则是促进卵泡发育,刺激黄体功能及黄体功能替代,分别应用氯米芬、人绒毛膜促性腺激素(HCG)和黄体酮;子宫内膜不规则脱落的治疗原则是促使黄体及时萎缩,子宫内膜及时完整脱落,常用药物有孕激素和 HCG。

二、护理问题

(一)潜在并发症

贫血。

(二)知识缺乏

缺乏性激素治疗的知识。

(三)有感染的危险

感染与经期延长、机体抵抗力下降有关。

(四)焦虑

焦虑与性激素使用及药物不良反应有关。

三、护理措施

(一)一般护理

患者体质往往较差,应加强营养,改善全身情况,可补充铁剂、维生素 C 和蛋白质。成人体内大约每 100 mL 血中含 50 mg 铁,行经期妇女,每天从食物中吸收 0.7~2.0 mg 铁,经量多者应额外补充铁。向患者推荐含铁较多的食物,如猪肝、胡萝卜、葡萄干等。按照患者的饮食习惯,为患者制订适合个人的饮食计划,保证患者获得足够的营养。

（二）病情观察

观察并记录患者的生命体征、出量及入量，嘱患者保留出血期间使用的会阴垫及内裤，以便更准确地估计出血量，出血较多者，督促其卧床休息，避免过度疲劳和剧烈活动，贫血严重者，遵医嘱做好交叉配血、输血、止血措施，执行治疗方案，维持患者正常血容量。

（三）对症护理

1.无排卵性功血

（1）止血：对大量出血患者，要求在性激素治疗8小时内见效，24～48小时内出血基本停止，若96小时以上仍不止血，应考虑有器质性病变存在。

1）性激素止血：①雌激素：应用大剂量雌激素可迅速提高血内雌激素浓度，促使子宫内膜生长，短期内修复创面而止血，主要用于青春期功血，目前多选用妊马雌酮2.5 mg或己烯雌酚1～2 mg。②孕激素：适用于体内已有一定水平雌激素的患者，常用药物有甲羟孕酮、炔诺酮，用药原则同雌激素。③雄激素：拮抗雌激素、增加子宫平滑肌及子宫血管张力而减少出血，主要用于围绝经期功血患者的辅助治疗，可随时停用。④联合用药：止血效果优于单一药物，可用三合激素或口服短效避孕药，血止后逐渐减量。

2）刮宫术：止血及排除子宫内膜癌变，适用于年龄＞35岁、药物治疗无效或存在子宫内膜癌高危因素的患者。

3）其他止血药：卡巴克洛和酚磺乙胺可减少微血管的通透性，氨基己酸、氨甲苯酸、氨甲环酸等可抑制纤维蛋白溶酶，有减少出血量的辅助作用，但不能赖以止血。

（2）调整月经周期：一般连续用药3个周期，在此过程中务必积极纠正贫血，加强营养，以改善体质。

1）雌、孕激素序贯疗法：即人工周期，通过模拟自然月经周期中卵巢的内分泌变化，将雌、孕激素序贯应用，使子宫内膜发生相应变化，引起周期性脱落，适用于青春期功血或生育期功血者，可诱发卵巢自然排卵。雌激素自月经来潮第5天开始使用，妊马雌酮1.25 mg或己烯雌酚1 mg，每晚1次，连服20天，于服雌激素最后10天加用甲羟孕酮每天10 mg，两药同时用完，停药后3～7天出血。于出血第5天重复用药，一般连续使用3个周期。用药2～3个周期后，患者常能自发排卵。

2）雌、孕激素联合疗法：可周期性口服短效避孕药，适用于生育期功血、内源性雌激素水平较高者或绝经过渡期功血者。

3)后半周期疗法:于月经周期的后半周期开始(撤药性出血的第 16 天)服用甲羟孕酮,每天10 mg,连服 10 天为 1 个周期,3 个周期为 1 个疗程,适用于青春期或绝经过渡期功血者。

(3)促排卵:适用于育龄期功血者,常用药物有氯米芬、人绒毛膜促性腺激素(HCG)等。于月经第5 天开始每天口服氯米芬 50 mg,连续 5 天,以促进卵泡发育。B 超监测卵泡发育接近成熟时,可大剂量肌内注射 HCG 5 000 U 以诱发排卵。不提倡青春期患者使用。

(4)手术治疗:以刮宫术最常用,既能明确诊断,又能迅速止血。绝经过渡期出血患者激素治疗前宜常规刮宫,最好在子宫镜下行分段诊断性刮宫,以排除子宫内细微器质性病变。对青春期功血刮宫应持慎重态度。必要时行子宫次全切除或子宫切除术。

2.排卵性功血

(1)黄体功能不足。①黄体功能替代疗法:自排卵后开始,每天肌内注射黄体酮 10 mg,共10～14 天,用以补充黄体分泌黄体酮的不足。②黄体功能刺激疗法:通常应用 HCG 以促进及支持黄体功能,于基础体温上升后开始,隔天肌内注射 HCG 1 000～2 000 U,共 5 次,可使血浆黄体酮明显上升,随之恢复正常月经周期。③促进卵泡发育:于月经第 5 天开始,每晚口服氯米芬 50 mg,共 5 天。

(2)子宫内膜不规则脱落。①孕激素:自排卵后第 1～2 天或下次月经前10～14 天开始,每天口服甲羟孕酮 10 mg,连续 10 天,若有生育要求可肌内注射黄体酮。②HCG:用法同黄体功能不足。

3.性激素治疗的注意事项

(1)严格遵医嘱正确用药,不得随意停服或漏服,以免使用不当引起子宫出血。

(2)药物减量必须按规定在血止后开始,每 3 天减量 1 次,每次减量不超过原剂量的 1/3,直至维持量,持续用至血止后 20 天停药。

(3)雌激素口服可能引起恶心、呕吐等胃肠道反应,可饭后或睡前服用;对存在血液高凝倾向或血栓性疾病史者禁忌使用。

(4)雄激素用量过大可能出现男性化不良反应。

(四)预防感染

(1)测体温、脉搏。

(2)指导患者保持会阴部清洁,出血期间禁止盆浴及性生活。

(3)注意有无腹痛等生殖器官感染征象。

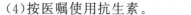

（4）按医嘱使用抗生素。

（五）心理护理

注意情绪调节,避免过度紧张与精神刺激。特别是青春期少女,父母们不仅要关注女孩的学习状况与膳食状况,还要重视女孩的情绪变化,与其多沟通,了解其内心世界的变化,帮助其释放不良情绪,以使其保持相对稳定的精神、心理状态,避免情绪上的大起大落。

（六）健康指导

（1）宜清淡饮食,多食富含维生素 C 的新鲜瓜果、蔬菜,注意休息,保持心情舒畅。

（2）强调严格掌握雌激素的适应证,并合理使用,对更年期及绝经后妇女更应慎用,应用时间不宜过长,量不宜大,并应严密观察反应。

（3）月经期避免剧烈运动,禁止盆浴及性生活,保持会阴部清洁。

第二节　子 宫 肌 瘤

子宫平滑肌瘤简称子宫肌瘤,是女性生殖器官中最常见的一种良性肿瘤,主要由子宫平滑肌组织增生而成,其间还有少量的纤维结缔组织,多见于 30～50 岁女性。由于肌瘤生长速度慢,对机体影响不大。所以,子宫肌瘤的临床报道发病率远比真实的要低。

一、病因

确切病因仍不清楚。子宫肌瘤好发于生育年龄女性,而且绝经后肌瘤停止生长,甚至萎缩、消失,发生子宫肌瘤的女性常伴发子宫内膜的增生。所以,绝大多数的人认为子宫肌瘤的发生与女性激素有关,特别是雌激素。雌激素可以使子宫内膜增生,使子宫肌纤维增生肥大,肌层变厚,子宫增大。而且,经过检验肌瘤组织,其中雌激素受体和雌二醇的含量比正常子宫肌组织高。所以,目前认为子宫肌瘤与长期和大量的雌激素刺激有关。

二、病理

（一）巨检

肌瘤为实质性球形结节,表面光滑,与周围肌组织有明显界限。外无包膜,但是肌瘤周围的肌层受压可形成假包膜。肌瘤切开后,切面呈漩涡状结构,颜色和质地与肌瘤成分有关,若含平滑肌较多,则肌瘤质地较软,颜色略红;若纤维结缔组织多,则质地较硬、颜色发白。

(二)镜检

肌瘤由皱纹状排列的平滑肌纤维相互交叉组成,切面呈旋涡状,其间掺有不等量的纤维结缔组织。细胞大小均匀,呈卵圆形或杆状,核染色质较深。

三、分类

(一)按肌瘤生长部位分类

子宫肌瘤按生长部位可分为子宫体肌瘤(90%)与子宫颈肌瘤(10%)。

(二)按肌瘤生长方向与子宫肌壁的关系分类

1.肌壁间肌瘤

肌壁间肌瘤最多见,占总数的60%～70%。肌瘤全部位于肌层内,四周均被肌层包围。

2.浆膜下肌瘤

浆膜下肌瘤占总数的20%。肌瘤向子宫浆膜面生长,突起于子宫表面,外面仅有一层浆膜包裹。这种肌瘤还可以继续向浆膜面生长,仅留一细蒂与子宫相连,成为带蒂的浆膜下肌瘤,活动度大。蒂内有供应肌瘤生长的血管,若因供血不足,肌瘤易变性、坏死;若发生蒂扭转,可出现急腹痛。若因扭转而造成断裂,肌瘤脱落至腹腔或盆腔,可形成游离性肌瘤。有些浆膜下肌瘤生长在宫体侧壁,突入阔韧带,形成阔韧带肌瘤。

3.黏膜下肌瘤

黏膜下肌瘤占总数的10%～15%。肌瘤向宫腔内生长,并突出于宫腔,仅由黏膜层覆盖,称黏膜下肌瘤。黏膜下肌瘤使宫腔变形、增大,易形成蒂。在宫腔内就好像长了异物一样,可刺激子宫收缩,在宫缩的作用下,黏膜下肌瘤可被挤压出宫颈口外,或堵于宫颈口处,或脱垂于阴道。

各种类型的肌瘤可发生在同一子宫,称为多发性子宫肌瘤。

四、临床表现

(一)症状

多数患者无明显症状,只是偶尔在进行盆腔检查时发现肌瘤。肌瘤临床表现的出现与肌瘤的部位、生长速度及是否发生变性有关,而与其数量及大小关系不大。

1.月经改变

月经改变是最常见的症状。主要表现为月经周期缩短,经期延长,经量过多,不规则阴道出血,其中以黏膜下肌瘤最常见;其次是肌壁间肌瘤。浆膜下肌瘤及小的肌壁间肌瘤对月经影响不明显。若肌瘤发生坏死、溃疡、感染,则可出现持续或不规则阴道流血或脓血性白带。

2.腹部包块

腹部包块常为患者就诊的主诉。当肌瘤增大超过妊娠 3 个月子宫大小时,可在下腹部扪及肿块,质硬,无压痛,清晨膀胱充盈将子宫推向上方时更加清楚。

3.白带增多

子宫肌瘤使宫腔面积增大,内膜腺体分泌增多,加之盆腔充血,所以患者白带增多。若为黏膜下肌瘤脱垂于阴道,则表面易感染、坏死,产生大量脓血性排液及腐肉样组织排出,伴臭味。

4.腰酸、腹痛、下腹坠胀

患者常腰酸或下腹坠胀,经期加重。通常无腹痛,只是在发生一些意外情况时才会出现,如浆膜下肌瘤蒂扭转时,可出现急性腹痛;妊娠期肌瘤发生红色变性时,可出现腹痛剧烈伴发热、恶心;黏膜下肌瘤被挤出宫腔时,可因宫缩引起痉挛性疼痛。

5.压迫症状

大的子宫肌瘤使子宫体积增大,可对周围的组织器官产生一定的压迫,如前壁肌瘤压迫膀胱可出现尿频、尿急;宫颈肌瘤可引起排尿困难、尿潴留,后壁肌瘤可压迫直肠引起便秘、里急后重;较大的阔韧带肌瘤压迫输尿管可致肾盂积水。

6.不孕或流产

肌瘤压迫输卵管使其扭曲管腔不通,或使宫腔变形,影响受精或受精卵着床,导致不孕、流产。

7.继发性贫血

长期月经过多、不规则出血,部分患者可出现继发性贫血,严重时全身乏力、面色苍白、气短、心悸。

（二）体征

肌瘤较大时,可在腹部触及质硬、表面不规则、结节状物质。妇科检查时,肌壁间肌瘤子宫增大,表面不规则,有单个或多个结节状突起。浆膜下肌瘤外仅包裹一层浆膜,所以质地坚硬,呈球形块状物,与子宫有细蒂相连,可活动;黏膜下肌瘤突出于宫腔,像孕卵一样,所以整个子宫均匀增大,有时宫口扩张,肌瘤位于宫口内或脱出于阴道,呈红色、实质、表面光滑,若感染则表面有渗出液覆盖或溃疡形成,排液有臭味。

五、治疗原则

治疗原则根据患者的年龄、症状、有无生育要求及肌瘤的大小等情况综合考虑。

(一)随访观察

若肌瘤小(子宫小于妊娠 2 个月子宫大小)且无症状,通常不需治疗,尤其近绝经年龄患者,雌激素水平低落,肌瘤可自然萎缩或消失,每 3~6 个月随访 1 次。随访期间若发现肌瘤增大或症状明显时,再考虑进一步治疗。

(二)药物治疗(保守治疗)

肌瘤在 2 个月妊娠子宫大小以内,症状不明显或较轻,近绝经年龄及全身情况不能手术者,均可给予药物对症治疗。

1.雄性激素

雄性激素类常用药物有丙酸睾酮,可对抗雌激素,使子宫内膜萎缩,直接作用于平滑肌,使其收缩而减少出血,并使近绝经期的患者提早绝经。

2.促性腺激素释放激素类似物

常用促性腺激素释放激素类似物有亮丙瑞林或戈舍瑞林,可抑制垂体及卵巢的功能,降低雌激素水平,使肌瘤缩小或消失,适用于肌瘤较小、经量增多或周期缩短、围绝经期患者。此类药物不宜长期使用,以免因雌激素缺乏导致骨质疏松。

3.其他药物

其他常用药物有米非司酮,作为术前用药或提前绝经使用,但不宜长期使用,以防产生拮抗糖皮质激素的不良反应。

(三)手术治疗

手术治疗为子宫肌瘤的主要治疗方法,若肌瘤大于等于妊娠 2.5 个月子宫大小,或症状明显、出现贫血,应手术治疗。

1.肌瘤切除术

肌瘤切除术适用于年轻、要求保留生育功能的患者,可经腹或腹腔镜切除肌瘤,突出宫内或脱出于阴道内的带蒂的黏膜下肌瘤也可经阴道或宫腔镜下摘除。

2.子宫切除术

肌瘤较大,多发,症状明显,年龄较大,无生育要求或已有恶变者可行子宫全

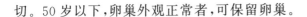

切。50 岁以下,卵巢外观正常者,可保留卵巢。

六、护理评估

(一)健康史

了解患者一般情况,评估其月经史、婚育史,是否有不孕、流产史;询问有无长期使用雌激素类药物。如果接受过治疗,还应了解治疗的方法及所用药物的名称、剂量、用法及用药后的反应等。

(二)身体状况

1.症状

了解患者有无月经异常、腹部肿块、白带增多、贫血、腹痛等临床表现,了解出现症状的时间及具体表现。

2.体征

了解妇科检查结果,子宫是否均匀或不规则增大、变硬,阴道有无子宫肌瘤脱出等情况。了解 B 超检查所示结果中肌瘤的大小、个数及部位等。

(三)心理、社会状况

了解患者及家属是否对子宫肌瘤缺乏认识,担心肿瘤为恶性,对治疗方案的选择犹豫不决,对需要手术治疗而焦虑不安,担心手术切除子宫可能会影响其女性特征,影响夫妻生活。

七、护理诊断

(一)营养失调

营养摄入低于机体需要量,与月经改变、长期出血导致贫血有关。

(二)知识缺乏

缺乏子宫肌瘤疾病发生、发展、治疗及护理知识。

(三)焦虑

焦虑与月经异常,影响正常生活有关。

(四)自我形象紊乱

自我形象紊乱与手术切除子宫有关。

八、护理目标

(1)患者获得子宫肌瘤及其健康保健知识。

(2)患者贫血得到纠正,营养状况改善。

(3)患者出院时,不适症状缓解。

九、护理措施

(一)心理护理

评估患者对疾病的认知程度,尊重患者,耐心解答患者提出的问题,告知患者和家属子宫肌瘤是妇科最常见的良性肿瘤,手术或药物治疗都不会影响今后日常生活和工作,让患者消除顾虑,纠正错误认识,配合治疗。

(二)缓解症状

对出血多需住院的患者,护士应严密观察并记录其生命体征变化情况,协助医生完成血常规及凝血功能检查、备血、核对血型、交叉配血等。注意收集会阴垫,评估出血量。按医嘱给予止血药和子宫收缩剂,必要时输血、补液、抗感染或刮宫止血。巨大子宫肌瘤者常出现局部压迫症状,如排尿不畅者应予以导尿,便秘者可用缓泻剂缓解不适症状。带蒂的浆膜下肌瘤发生扭转或肌瘤红色变性时应评估腹痛的程度、部位、性质,有无恶心、呕吐、体温升高征象。需剖腹探查时,护士应迅速做好急诊手术前准备和术中术后护理。保持患者的外阴清洁干燥,如对于黏膜下肌瘤脱出宫颈口者,应保持其局部清洁,预防感染,为经阴道摘取肌瘤者做好术前准备。

(三)手术护理

对经腹或腹腔镜下行肌瘤切除或子宫切除术的患者行腹部手术患者的一般护理,并要特别注意观察术后阴道流血情况。经阴道黏膜下肌瘤摘除术常在蒂部留置止血钳 24～48 小时,取出止血钳后需继续观察阴道流血情况,按阴道手术患者常规护理。

(四)健康教育

1.保守治疗的患者

需定期随访,护士要告知患者随访的目的、意义和随访时间。应 3～6 个月定期复查,期间监测肌瘤生长状况,了解患者症状的变化,如有异常及时和医生联系,修正治疗方案。对应用激素治疗的患者,护士要向患者讲解用药的相关知识,使患者了解药物的治疗作用、使用剂量、服用时间、方法、不良反应及应对措施,避免擅自停药和服药过量引起撤退性出血和男性化。

2.手术后的患者

出院后 1 个月门诊复查,了解患者术后康复情况,并给予术后性生活、自我保健、日常工作恢复等健康指导。任何时候出现不适或异常症状,需及时随诊。

十、结果评价

(1)患者能叙述子宫肌瘤保守治疗的注意事项或术后自我护理措施。

（2）患者面色红润,无疲倦感。

（3）患者出院时,能列举康复期随访时间及注意问题。

第三节　子宫颈癌

子宫颈癌又称子宫颈浸润癌,是除乳腺癌以外最常见的妇科恶性肿瘤。虽然发病率很高,但是宫颈癌有较长的癌前病变阶段,加上近 40 年来国内外已经普遍开展宫颈细胞防癌普查,使宫颈癌和癌前病变得以早期诊断和早期治疗,宫颈癌的发病率和死亡率随之不断下降。

一、分类及病理

宫颈癌的好发部位是位于宫颈外口处的鳞-柱状上皮交界区。根据发生癌变的组织不同,宫颈癌可分为:①鳞状细胞浸润癌,占宫颈癌的 $80\%\sim85\%$;②腺癌,占宫颈癌的 $15\%\sim20\%$;③鳞腺癌,由鳞癌和腺癌混合构成,占宫颈癌的 $3\%\sim5\%$,少见,但恶性度最高,预后最差。

本节所说的"原位癌""浸润癌"指的都是鳞癌。

鳞癌与腺癌在外观上并无特殊差别,因为鳞状细胞与柱状细胞都可侵入对方领域,所以,两者均可发生在宫颈阴道部或宫颈管内。

(一)巨检

在发展为浸润癌以前,鳞癌于肉眼下观察无特殊异常,类似一般的"宫颈糜烂"(主要是环绕宫颈外口,有较粗糙的颗粒状糜烂区,或有不规则的溃破面,触之易出血),随着浸润癌的出现,子宫颈可以表现为以下 4 种不同类型。

1.外生型

外生型又称增生型或菜花型,癌组织开始向外生长,最初呈息肉样或乳头状隆起,继而又发展为向阴道内突出的大小不等的菜花状赘生物,质地脆,易出血。

2.内生型

内生型又称浸润型,癌组织向宫颈深部组织浸润,宫颈变得肥大而硬,甚至整个宫颈段膨大至直筒状。但宫颈表面还比较光滑或是仅有浅表溃疡。

3.溃疡型

不论外生型还是内生型,当癌组织进一步发展时,肿瘤组织发生坏死脱落,可形成凹陷性溃疡,有时整个子宫颈都为空洞所代替,形如火山口样。

4.颈管型

癌灶发生在宫颈外口内,隐蔽在宫颈管,侵入宫颈及子宫峡部供血层,转移到盆壁的淋巴结。不同于内生型,后者是由特殊的浸润性生长扩散到宫颈管。

(二)显微镜检

1.宫颈上皮内瘤样病变(CIN)

在移行带区形成过程中,未分化的化生鳞状上皮代谢活跃,在一些物质(精子、精液组蛋白、人乳头瘤病毒等)的刺激下,可发生细胞分化不良、排列紊乱、细胞核异常、有丝分裂增加,形成宫颈上皮内瘤样病变,包括宫颈不典型增生和宫颈原位癌。这两种病变是宫颈浸润癌的癌前病变。

通过显微镜下的观察,宫颈癌的进展可分为以下几个阶段。

(1)宫颈不典型增生:指上皮底层细胞增生活跃、分化不良,从正常的1～2层增生至多层,甚至占据了大部分上皮组织,而且细胞排列紊乱,细胞核增大、染色加深、染色质分布不均,出现很多核异质改变,称为不典型增生。宫颈不典型增生又可分为轻、中、重3种不同程度,重度不典型增生与原位癌不易区别。

(2)宫颈原位癌:鳞状上皮全层发生癌变,但是基底膜仍然保持完整,称为原位癌。不典型增生和原位癌均局限于上皮内,所以合称子宫颈上皮内瘤样病变。

2.宫颈早期浸润癌

原位癌继续发展,已有癌细胞穿过鳞状上皮基底层进入间质,但浸润不深,<5 mm,并未侵犯血管及淋巴管,癌灶之间孤立存在,未出现融合。

3.宫颈浸润癌

癌继续发展,浸润深度>5 mm,且侵犯血管及淋巴管,癌灶之间呈网状或团块状融合。

二、转移途径

转移途径以直接蔓延和淋巴转移为主,血行转移极少见。

(一)直接蔓延

子宫颈癌的转移途径以直接蔓延最常见。癌组织直接侵犯邻近组织和器官,向下蔓延至阴道壁,向上累及子宫腔,向两侧扩散至主韧带、阴道旁组织直至骨盆壁,向前、后可侵犯膀胱、直肠、盆壁等。

(二)淋巴转移

癌组织局部浸润后侵入淋巴管形成瘤栓,随淋巴液引流进入局部淋巴结,在

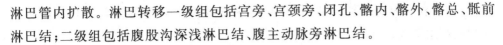

淋巴管内扩散。淋巴转移一级组包括宫旁、宫颈旁、闭孔、髂内、髂外、髂总、骶前淋巴结;二级组包括腹股沟深浅淋巴结、腹主动脉旁淋巴结。

（三）血行转移

子宫颈癌的血行转移极少见,晚期可转移至肺、肝或骨骼等。

三、临床分期

采用国际妇产科联盟修订的宫颈癌临床分期,大体可将子宫颈癌分为 5 期（表 5-1）。

表 5-1　子宫颈癌的临床分期

期别	肿瘤累及范围
0 期	原位癌（浸润前癌）
Ⅰ 期	癌灶局限在宫颈（包括累及宫体）
Ⅰa 期	肉眼未见癌灶,仅在显微镜下可见浸润癌
Ⅰa1 期	间质浸润深度≤3 mm,宽度≤7 mm
Ⅰa2 期	间质浸润深度为 3～5 mm,宽度≤7 mm
Ⅰb 期	肉眼可见癌灶局限于宫颈,或显微镜下可见病变＞Ⅰa2 期
Ⅰb1 期	肉眼可见癌灶最大直径≤4 cm
Ⅰb2 期	肉眼可见癌灶最大直径＞4 cm
Ⅱ 期	癌灶已超出宫颈,但未达盆壁;癌累及阴道,但未达阴道下 1/3
Ⅱa 期	无宫旁浸润
Ⅱb 期	有宫旁浸润
Ⅲ 期	癌肿扩散至盆壁和/或累及阴道下 1/3,导致肾盂积水或无功能肾
Ⅲa 期	癌累及阴道下 1/3,但未达盆壁
Ⅲb 期	癌已达盆壁,或有肾盂积水或无功能肾
Ⅳ 期	癌播散超出真骨盆,或癌浸润膀胱黏膜及直肠黏膜;远处转移
Ⅳa 期	癌播散超出真骨盆或癌浸润膀胱黏膜或直肠黏膜
Ⅳb 期	远处转移

四、临床表现

（一）症状

早期,可无症状;随着癌细胞的进展,可出现以下表现。

1.阴道流血

阴道流血由癌灶浸润间质内血管所致,出血量根据病灶大小、受累间质内血管的情况而定。年轻患者常表现为接触性出血,即性生活后或妇科检查后少量出血,也有表现为经期延长、周期缩短、经量增多等。年老患者常表现为绝经后不规则阴道流血。

一般外生型癌出血较早,量多;内生型癌出血较晚,量少。一旦侵犯较大血管可引起致命大出血。

2.阴道排液

阴道排液一般发生在阴道出血之后,所排液体为白色或血性,稀薄如水样或米泔样。初期量不多、有腥臭;晚期癌组织坏死、破溃,继发感染则出现大量脓性或米汤样恶臭白带。

3.疼痛

疼痛为癌晚期症状。当宫旁组织明显浸润,并已累及盆壁、神经时,可引起严重的腰骶部或坐骨神经痛。盆腔病变严重时,可以导致下肢静脉回流受阻,引起下肢肿胀和疼痛。

4.其他

(1)邻近器官受累症状:①压迫或侵犯膀胱、尿道及输尿管:排尿困难、尿痛、尿频、血尿、尿闭、膀胱阴道瘘、肾盂积水、尿毒症等。②累及直肠:里急后重、便血、排便困难、便秘或肠梗阻、直肠阴道瘘。③宫旁组织受侵:组织增厚、变硬、弹性消失,可直达盆壁,子宫固定不动,可形成"冰冻盆腔"。

(2)恶病质:晚期癌症,长期消耗,出现身心交瘁、贫血、低热、消瘦、虚弱等全身衰竭表现。

(二)体征

早期宫颈癌局部无明显病灶,宫颈光滑或轻度糜烂,与一般宫颈炎肉眼难以区别。随着病变的发展,类型不同,体征也不同。外生型宫颈上有赘生物呈菜花状、乳头状,质脆易出血。内生型宫颈肥大、质硬、如桶状,表面可光滑。晚期癌组织坏死脱落可形成溃疡或空洞。阴道受累时,阴道壁变硬,弹性减退,有赘生物生长。若侵犯宫旁组织,三合诊检查可扪及宫颈旁组织增厚、变硬、呈结节状,甚至形成"冰冻骨盆"。

五、治疗原则

治疗原则以手术治疗为主,配合放疗和化疗。

(一)手术治疗

手术治疗适用于ⅠA期~ⅡA期无手术禁忌证的患者。根据临床分期不同,可选择全子宫切除术、子宫根治术和盆腔淋巴结清扫术。年轻患者可保留卵巢及阴道。

（二）放射治疗

放射治疗适用于各期患者，主要是年老、有严重并发症或Ⅲ期以上不能手术的患者，分为腔内和体外照射两种方法。早期以腔内放射为主、体外照射为辅；晚期则以体外照射为主、腔内放射为辅。

（三）手术加放射治疗

手术加放射治疗适用于癌灶较大者，先行放疗局限病灶后再行手术治疗；或手术后疑有淋巴或宫旁组织转移者，放疗作为手术的补充治疗。

（四）化疗

化疗适用于晚期或有复发转移的患者，也可用于手术或放疗的辅助治疗，目前多主张联合化疗方案。

六、护理评估

（一）健康史

详细了解年轻患者有无接触性出血，年老患者绝经后阴道不规则流血情况。评估患者有无患病的高危因素存在，如是否有慢性宫颈炎的病史及 HPV、巨细胞病毒等的感染；婚育史、性生活史、高危男子性接触史等。

（二）身体状况

1.症状

详细了解患者阴道流血的时间、量、质、色等，有无妇科检查或性生活后的接触性出血；阴道排液的性状、气味；有无邻近器官受累的症状；有无疼痛，疼痛的部位、性质、持续时间等；全身有无贫血、消瘦、乏力等恶病质的表现。

2.体征

评估妇科检查的结果，如宫颈有无异常、糜烂和赘生物，宫颈是否出血、肥大、质硬、宫颈管外形呈桶状等。

（三）心理社会状况

子宫颈癌确诊早期，患者常因无症状或症状轻微，对诊断表示怀疑和震惊而四处求医，希望否定癌症诊断；当诊断明确，患者会感到恐惧和绝望，害怕疼痛和死亡，迫切要求治疗，以减轻痛苦、延长寿命。另外，恶性肿瘤对患者身体的折磨会给患者带来巨大的心理应激，而且手术范围大，留置尿管的时间长，疾病和手术对身体的损伤大，恢复时间长，患者很长时间不能正常地生活、工作。

（四）辅助检查

宫颈癌发展过程，尤其是癌前病变阶段时间长，所以应该积极开展防癌普查,提倡"早发现、早诊断,早治疗"。早期宫颈癌因无明显症状和体征,需采用以下辅助检查。

1.宫颈刮片细胞学检查

宫颈刮片细胞学检查是普查宫颈癌的主要方法,也是早期发现宫颈癌的主要方法之一。注意在宫颈外口鳞-柱上皮交界处取材,防癌涂片用巴氏染色。结果分5级:Ⅰ级,正常;Ⅱ级,炎症;Ⅲ级,可疑癌;Ⅳ级,高度可疑癌;Ⅴ级,癌。巴氏Ⅲ级及以上细胞,需行活组织检查。

2.碘试验

将碘溶液涂在宫颈和阴道壁上,观察其着色情况。正常宫颈阴道部和阴道鳞状上皮含糖原丰富,会被碘溶液染成棕色或深赤褐色,若不染色为阳性,说明鳞状上皮不含糖原。瘢痕、囊肿、宫颈炎或宫颈癌等鳞状上皮不含糖原或缺乏糖原,均不染色,所以本试验对癌无特异性。碘试验主要识别宫颈病变危险区,以便确定活检取材部位,提高诊断率。

3.阴道镜检查

宫颈刮片细胞学检查Ⅲ级或以上者,应行阴道镜检查,观察宫颈表面上皮及血管变化,发现病变部位,指导活检取材,提高诊断率。

4.宫颈和宫颈管活组织检查

宫颈和宫颈管活组织检查是确诊宫颈癌和癌前病变的金标准。

可在宫颈外口鳞-柱上皮交界处3、6、9、12点四处取材,或碘试验不着色区、阴道镜病变可疑区取材做病理检查。宫颈活检阴性时,可用小刮匙刮取宫颈管组织送病理检查。

七、护理诊断

(一)排尿异常

排尿异常与宫颈癌根治术后对膀胱功能影响有关。

(二)营养失调

营养失调与长期的阴道流血造成的贫血及癌症的消耗有关。

(三)焦虑

焦虑与子宫颈癌确诊带来的心理应激有关。

(四)恐惧

恐惧与宫颈癌的不良预后有关。

(五)自我形象紊乱

自我形象紊乱与阴道恶臭液体流出及较长时间留置尿管有关。

八、护理目标

(1)患者能接受诊断,配合各种检查、治疗。

(2)出院时,患者排尿功能恢复良好。

(3)患者能接受现实,适应术后生活方式。

九、护理措施

(一)心理护理

多陪伴患者,经常与患者沟通,了解其心理特点,与患者、家属一起寻找引起不良心理反应的原因,教会患者缓解心理应激的措施,学会用积极的应对方法,如寻求别人的支持和帮助、向别人倾诉内心的感受等,使患者能以最佳的心态接受并积极配合治疗。

(二)饮食与营养

根据患者的营养状况、饮食习惯,协助其制订营养食谱,鼓励患者进食高能量、高维生素及营养素全面的饮食,以满足机体的需要。

(三)阴道、肠道准备

术前3天需每天行阴道冲洗2次,冲洗时动作应轻柔,以免损伤子宫颈脆性癌组织,引起阴道大出血。肠道按清洁灌肠来准备。另外,术前教会患者进行肛门、阴道肌肉的缩紧与舒张练习,掌握锻炼盆底肌肉的方法。

(四)术后帮助膀胱功能恢复

由于手术范围大,可能损伤支配膀胱的神经,膀胱功能恢复缓慢,所以,一般留置尿管7～14天,甚至21天。

1.盆底肌肉的锻炼

术前教会患者进行盆底肌肉的缩紧与舒张练习,术后第2天开始锻炼,术后第4天开始锻炼腹部肌肉,如抬腿、仰卧起坐等。还有资料报道,改变体位的肌肉锻炼有利排尿功能的恢复,锻炼的强度应逐渐增加。

2.膀胱肌肉的锻炼

在拔除尿管前3天开始定时开放尿管,每2～3小时放尿液1次,锻炼膀胱功能,促进排尿功能的恢复。

3.导出残余尿

在膀胱充盈的情况下拔除尿管,让患者立即排尿,排尿后,导出残余尿,每天1次。如残余尿连续3次在100 mL以下,证明膀胱功能恢复尚可,不需再留置尿管;如残余尿超过100 mL,应及时给患者再留置尿管,保留3～5天后,再行拔管,导出残余尿,直至<100 mL。

(五)保持负压引流管的通畅

手术创面大,渗出多,同时淋巴回流受阻,术后常在盆腔放置引流管,应密切注意引流管是否通畅,引流液的量、色、质,一般于 48~72 小时后拔除引流管。

(六)出院指导

(1)定期随访:护士应向出院患者和家属说明随访的重要性及随访要求。第1年,出院后1个月首次随访,以后每 2~3 个月随访 1 次;第 2 年,每 3~6 个月随访 1 次;第 3~5 年,每半年随访 1 次;第 6 年开始每年随访 1 次。如有不适随时就诊。

(2)少数患者出院时尿管未拔出,应教会患者留置尿管的护理,强调多饮水、外阴清洁的重要性,勿将导尿袋高于膀胱口,避免尿液倒流,继续锻炼盆底肌肉、膀胱功能,及时到医院拔尿管、导出残余尿。

(3)康复后应逐步增加活动强度,适当参加社交活动及正常的工作等,以便恢复原来的角色功能。

十、结果评价

(1)患者住院期间能以积极态度配合诊治全过程。

(2)出院时,患者无尿路感染症状,拔管后已经恢复正常排尿功能。

(3)患者能正常与人交往,正确树立自我形象。

第四节　前　置　胎　盘

妊娠 28 周后,胎盘附着于子宫下段,甚至胎盘下缘达到或覆盖宫颈内口,其位置低于胎先露部,称为前置胎盘。前置胎盘是妊娠晚期严重并发症,也是妊娠晚期阴道流血最常见的原因。

一、病因

病因目前尚不清楚,高龄初产妇(年龄>35 岁)、经产妇、多产妇、吸烟或吸毒妇女为高危人群。其病因可能与下述因素有关。

(一)子宫内膜病变或损伤

多次刮宫、分娩、子宫手术史等是前置胎盘的高危因素。上述情况可损伤子

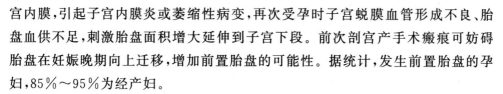

宫内膜,引起子宫内膜炎或萎缩性病变,再次受孕时子宫蜕膜血管形成不良、胎盘血供不足,刺激胎盘面积增大延伸到子宫下段。前次剖宫产手术瘢痕可妨碍胎盘在妊娠晚期向上迁移,增加前置胎盘的可能性。据统计,发生前置胎盘的孕妇,85%～95%为经产妇。

（二）胎盘异常

双胎妊娠时胎盘面积过大,前置胎盘发生率较单胎妊娠高 1 倍;胎盘位置正常而副胎盘位于子宫下段接近宫颈内口;膜状胎盘大而薄,扩展到子宫下段,均可发生前置胎盘。

（三）受精卵滋养层发育迟缓

受精卵到达子宫腔后,滋养层尚未发育到可以着床的阶段,继续向下游走,到达子宫下段,并在该处着床而发育成前置胎盘。

二、分类

根据胎盘下缘与宫颈内口的关系,将前置胎盘分为 3 类。

(1)完全性前置胎盘:又称中央性前置胎盘,胎盘组织完全覆盖宫颈内口。

(2)部分性前置胎盘:宫颈内口部分为胎盘组织所覆盖。

(3)边缘性前置胎盘:胎盘附着于子宫下段,胎盘边缘到达宫颈内口,未覆盖宫颈内口。

胎盘位于子宫下段,与胎盘边缘极为接近,但未达到宫颈内口,称为低置胎盘。胎盘下缘与宫颈内口的关系可因宫颈管消失、宫口扩张而改变。前置胎盘类型可因诊断时期不同而改变,如临产前为完全性前置胎盘,临产后因口扩张而成为部分性前置胎盘。目前,临床上均依据处理前最后一次检查结果来决定其分类。

三、临床表现

（一）症状

前置胎盘的典型症状是妊娠晚期或临产时,发生无诱因、无痛性反复阴道流血。妊娠晚期子宫下段逐渐伸展,牵拉宫颈内口,宫颈管缩短;临产后,规律宫缩使宫颈管消失成为软产道的一部分。宫颈外口扩张,附着于子宫下段及宫颈内口的胎盘前置部分,不能相应伸展而与其附着处分离,血窦破裂出血。前置胎盘出血前无明显诱因,初次出血量一般不多,剥离处血液凝固后,出血自然停止;也有初次即发生致命性大出血而导致休克的。由于子宫下段不断伸展,前置胎盘出血常反复发生,出血量也越来越多。阴道流血发生的迟早、反复发生次数、出血量多少与前置胎盘类型有关。完全性前置胎盘初次出血时间早,多在妊娠28 周左右,称为警戒性出血。边缘性前置胎盘出血多发生于妊娠晚期或临产后,出血量较少。部分性前置胎盘的初次出血时间、出血量及反复出血次数,介于两者之间。

(二)体征

患者一般情况与出血量有关,大量出血者呈现面色苍白、脉搏增快微弱、血压下降等休克表现。腹部检查:子宫软,无压痛,大小与妊娠周数相符。由于子宫下段有胎盘占据,影响胎先露部入盆,故胎先露高浮,易并发胎位异常。反复出血或一次出血量过多导致胎儿宫内缺氧,严重者胎死宫内。当前置胎盘附着于子宫前壁时,可在耻骨联合上方听到胎盘杂音。临产时,检查见宫缩为阵发性,间歇期子宫完全松弛。

四、处理原则

处理原则是抑制宫缩、止血、纠正贫血和预防感染。根据阴道流血量、有无休克、妊娠周数、胎位、胎儿是否存活、是否临产及前置胎盘类型等综合做出决定。

(一)期待疗法

应在保证孕妇安全的前提下尽可能延长孕周,以提高围生儿存活率,期待疗法适用于妊娠<34 周、胎儿体重<2 000 g、胎儿存活、阴道流血量不多、一般情况良好的孕妇。

尽管国外有资料证明,前置胎盘孕妇住院与门诊治疗的妊娠结局并无明显差异,但我国仍应强调住院治疗。住院期间密切观察病情变化,为孕妇提供全面优质护理是期待疗法的关键措施。

(二)终止妊娠

1.终止妊娠指征

若孕妇反复发生多量出血甚至休克,无论胎儿成熟与否,为了母亲安全应终止妊娠;期待疗法中发生大出血或出血量虽少,但胎龄达妊娠 36 周以上,胎儿成熟度检查提示胎儿肺成熟者;胎龄未达孕 36 周,出现胎儿窘迫征象,或胎儿电子监护发现胎心异常者;出血量多,危及胎儿;胎儿已死亡或出现难以存活的畸形,如无脑儿。

2.剖宫产

剖宫产可在短时间内娩出胎儿,迅速结束分娩,对母儿相对安全,是处理前置胎盘的主要手段。剖宫产指征应包括:完全性前置胎盘,持续大量阴道流血;部分性和边缘性前置胎盘出血量较多,先露高浮,短时间内不能结束分娩;胎心异常。术前应积极纠正贫血、预防感染等,备血,做好处理产后出血和抢救新生儿的准备。

3.阴道分娩

边缘性前置胎盘、枕先露、阴道流血不多、无头盆不称和胎位异常,估计在短时间内能结束分娩者,可予试产。

五、护理

(一)护理评估

1.病史

除个人健康史外,应尤其注意识别有无剖宫产术、人工流产术及子宫内膜炎等前置胎盘的易发因素。此外,妊娠中特别是妊娠 28 周后,是否出现无痛性、无诱因、反复阴道流血症状,并详细记录具体经过及医疗处理情况。

2.身心状况

患者的一般情况与出血量的多少密切相关。大量出血时可见面色苍白、脉搏细速、血压下降等休克症状。孕妇及其家属可因突然阴道流血而感到恐惧或焦虑,既担心孕妇的健康,更担心胎儿的安危,可能显得恐慌、紧张、手足无措。

3.诊断检查

(1)产科检查:子宫大小与停经月份一致,胎儿方位清楚,先露高浮,胎心可以正常,也可因孕妇失血过多致胎心异常或消失。前置胎盘位于子宫下段前壁时,可于耻骨联合上方听见胎盘杂音。临产后检查,宫缩为阵发性,间歇期子宫肌肉可以完全放松。

(2)超声波检查:B型超声断层相可清楚看到子宫壁、胎头、宫颈和胎盘的位置,胎盘定位准确率达 95% 以上,可反复检查,是目前最安全、有效的首选检查方法。

(3)阴道检查:目前一般不主张应用阴道检查,只有在近临产期出血不多时,终止妊娠前为除外其他出血原因或明确诊断、决定分娩方式前考虑采用。要求阴道检查操作必须在输血、输液和做好手术准备的情况下方可进行。怀疑前置胎盘的个案,切忌肛查。

(4)术后检查胎盘及胎膜:胎盘的前置部分可见陈旧血块附着,呈黑紫色或暗红色,如这些改变位于胎盘的边缘,而且胎膜破口处距胎盘边缘不足 7 cm,则为部分性前置胎盘。如行剖宫产术,术中可直接了解胎盘附着的部分并确立诊断。

(二)护理诊断

1.潜在并发症

出血性休克。

2.有感染的危险

感染与前置胎盘剥离面靠近子宫颈口、细菌易经阴道上行有关。

(三)预期目标

(1)接受期待疗法的孕妇,血红蛋白不再继续下降,胎龄可达或更接近足月。

(2)产妇产后未发生产后出血或产后感染。

(四)护理措施

根据病情须立即接受终止妊娠的孕妇,取去枕侧卧位,开放静脉,配血,做好输血准备。在抢救休克的同时,按腹部手术患者的护理进行术前准备,并做好母儿生命体征监护及抢救准备工作。接受期待疗法的孕妇的护理措施如下。

1.保证休息

减少刺激。孕妇需住院观察,绝对卧床休息,尤以左侧卧位为佳,并定时间断吸氧,每天3次,每次 1 小时,以提高胎儿血氧供应。此外,还需避免各种刺激,以减少出血可能。医护人员进行腹部检查时动作要轻柔,禁做阴道检查和肛查。

2.纠正贫血

除采取口服硫酸亚铁、输血等措施外,还应加强饮食营养指导,建议孕妇多食高蛋白及含铁丰富的食物,如动物肝脏、绿叶蔬菜和豆类等,一方面有助于纠正贫血,另一方面还可以增强机体抵抗力,同时也可促进胎儿发育。

3.监测生命体征

及时发现病情变化,严密观察并记录孕妇生命体征,阴道流血的量、色,流血事件及一般状况,检测胎儿宫内状态。按医嘱及时完成实验室检查项目,并交叉配血备用。发现异常及时报告医生并配合处理。

4.预防产后出血和感染

(1)产妇回病房休息时,严密观察产妇的生命体征及阴道流血情况,发现异常及时报告医生处理,以防止或减少产后出血。

(2)及时更换会阴垫,以保持会阴部清洁、干燥。

(3)胎儿分娩后,及早使用宫缩剂,以预防产后大出血;对新生儿严格按高危儿处理。

5.健康教育

护士应加强对孕妇的管理和宣教。指导围孕期妇女避免吸烟、酗酒等不良行为,避免多次刮宫、引产或宫内感染,防止多产,减少子宫内膜损伤或子宫内膜炎。对妊娠期出血,无论出血量多少均应就医,做到及时诊断、正确处理。

(五)护理评价

(1)接受期待疗法的孕妇胎龄接近(或达到)足月时终止妊娠。

(2)产妇产后未出现产后出血和感染。

第五节　胎　盘　早　剥

妊娠 20 周以后或分娩期正常位置的胎盘在胎儿娩出前部分或全部从子宫壁剥离,称为胎盘早剥。胎盘早剥是妊娠晚期严重并发症,具有起病急、发展快特点,若处理不及时可危及母儿生命。胎盘早剥的发病率:国外 1‰～2‰,国内 0.46‰～2.1‰。

一、病因

胎盘早剥确切的病因及发病机制尚不清楚,可能与下述因素有关。

(一)孕妇血管病变

孕妇患严重妊娠期高血压疾病、慢性高血压、慢性肾脏疾病或全身血管病变时,胎盘早剥的发生率增高。妊娠合并上述疾病时,底蜕膜螺旋小动脉痉挛或硬化,引起远端毛细血管变性坏死甚至破裂出血,血液流至底蜕膜层,与胎盘之间形成胎盘后血肿,致使胎盘与子宫壁分离。

(二)机械性因素

外伤,尤其是腹部直接受到撞击或挤压;脐带过短(<30 cm)或脐带围绕颈、绕体,分娩过程中胎儿下降会牵拉脐带造成胎盘剥离;羊膜穿刺时刺破前壁胎盘附着处,血管破裂出血引起胎盘剥离。

(三)宫腔内压力骤减

双胎妊娠分娩时,第一胎儿娩出过速;羊水过多时,人工破膜后羊水流出过快,均可使宫腔内压力骤减,子宫骤然收缩,胎盘与子宫壁发生错位剥离。

（四）子宫静脉压突然升高

妊娠晚期或临产后，孕妇长时间取仰卧位，巨大妊娠子宫压迫下腔静脉，回心血量减少，血压下降。此时子宫静脉淤血、静脉压增高、蜕膜静脉床淤血或破裂，形成胎盘后血肿，导致部分或全部胎盘剥离。

（五）其他高危因素

其他高危因素，如高龄、吸烟、可卡因滥用、代谢异常、血栓形成倾向、子宫肌瘤（尤其是胎盘附着部位肌瘤）等与胎盘早剥发生有关。有胎盘早剥史的孕妇再次发生胎盘早剥的危险性比无胎盘早剥史者高 10 倍。

二、分类及病理变化

胎盘早剥的主要病理改变是底蜕膜出血并形成血肿，使胎盘从附着处分离。根据病理类型，胎盘早剥可分为显性、隐性及混合性 3 种。若底蜕膜出血量少，出血很快停止，多无明显的临床表现，仅在产后检查胎盘时发现胎盘母体面有凝血块及压迹。若底蜕膜继续出血，形成胎盘后血肿，胎盘剥离面随之扩大，血液冲开胎盘边缘并沿胎膜与子宫壁之间经颈管向外流出，称为显性剥离或外出血。若胎盘边缘仍附着于子宫壁或由于胎先露部固定于骨盆入口，使血液积聚于胎盘与子宫壁之间，称为隐性剥离或内出血。由于子宫内有妊娠产物存在，子宫肌不能有效收缩，以压迫破裂的血窦而止血，血液不能外流，胎盘后血肿越积越大，子宫底随之升高。当出血达到一定程度时，血液终会冲开胎盘边缘及胎膜外流，称为混合型出血。偶有血液穿破胎膜溢入羊水中成为血性羊水。

胎盘早剥发生内出血时，血液积聚于胎盘与子宫壁之间，随着胎盘后血肿压力的增加，血液浸入子宫肌层，引起肌纤维分离、断裂甚至变性，当血液渗透至子宫浆膜层时，子宫表面现紫蓝色瘀斑，称为子宫胎盘卒中，又称为库弗莱尔子宫。有时血液还可渗入输卵管系膜、卵巢生发上皮下、阔韧带内。子宫肌层由于血液浸润、收缩力减弱，造成产后出血。

严重的胎盘早剥可以引发一系列病理生理改变。剥离处的胎盘绒毛和蜕膜会释放大量组织凝血活酶，进入母体血循环，激活凝血系统，导致弥散性血管内凝血（DIC），肺、肾等脏器的毛细血管内形成微血栓，造成脏器缺血和功能障碍。胎盘早剥持续时间长，促凝物质不断进入母血，激活纤维蛋白溶解系统，产生大量的纤维蛋白原降解产物（FDP），引起继发性纤溶亢进。发生胎盘早剥后，消耗大量凝血因子，并产生高浓度 FDP，最终导致凝血功能障碍。

三、临床表现

根据病情严重程度,谢尔(Sher)将胎盘早剥分为 3 度。

(一)Ⅰ度

Ⅰ度胎盘早剥多见于分娩期,胎盘剥离面积小,患者常无腹痛或腹痛轻微,贫血体征不明显。腹部检查见子宫软,大小与妊娠周数相符,胎位清楚,胎心率正常。产后检查见胎盘母体面有凝血块及压迹即可诊断。

(二)Ⅱ度

Ⅱ度胎盘早剥的胎盘剥离面为胎盘面积 1/3 左右,主要症状为突然发生持续性腹痛、腰酸或腰背痛,疼痛程度与胎盘后积血量成正比,无阴道流血或流血量不多,贫血程度与阴道流血量不相符。腹部检查见子宫大于妊娠周数,子宫底随胎盘后血肿增大而升高。胎盘附着处压痛明显(胎盘位于后壁则不明显),宫缩有间歇,胎位可扪及,胎儿存活。

(三)Ⅲ度

Ⅲ度胎盘早剥的胎盘剥离面超过胎盘面积 1/2,临床表现较Ⅱ度重。患者可出现恶心、呕吐、面色苍白、四肢湿冷、脉搏细数、血压下降等休克症状,且休克程度大多与阴道流血量不成正比。腹部检查见子宫硬如板状,宫缩间歇时不能松弛,胎位扪不清,胎心消失。

四、处理原则

纠正休克、及时终止妊娠是处理胎盘早剥的原则。患者入院时,情况危重、处于休克状态,应积极补充血容量,及时输入新鲜血液,尽快改善患者状况。胎盘早剥一旦确诊,必须及时终止妊娠。终止妊娠的方法根据胎次、早剥的严重程度、胎儿宫内状况及宫口开大等情况而定。此外,对并发症,如凝血功能障碍、产后出血和急性肾衰竭等进行紧急处理。

五、护理

(一)护理评估

1.病史

若孕妇在妊娠晚期或临产时突然发生腹部剧痛,有急性贫血或休克现象,应引起高度重视。护士需结合有无妊娠期高血压疾病或高血压病史、胎盘早剥史、慢性肾炎史、仰卧位低血压综合征史及外伤史,进行全面评估。

2.身心状况

胎盘早剥孕妇发生内出血时,严重者常表现为急性贫血和休克症状,而无阴道流血或有少量阴道流血。因此,对胎盘早剥孕妇,除进行阴道流血的量、色评估外,应重点评估腹痛的程度、性质,孕妇的生命体征和一般情况,以及时、准确地了解孕妇的身体状况。胎盘早剥孕妇入院时情况危急,孕妇及其家属常常感到高度紧张和恐惧。

3.诊断检查

(1)产科检查:通过四步触诊判断胎方位、胎心情况、宫高变化、腹部压痛范围和程度等。

(2)B型超声检查:正常胎盘B型超声图像应紧贴子宫体部后壁、前壁或侧壁,若胎盘与子宫体之间有血肿时,在胎盘后方出现液性低回声区,暗区常不止一个,并见胎盘增厚。若胎盘后血肿较大时,能见到胎盘胎儿面凸向羊膜腔,甚至能使子宫内的胎儿偏向对侧。若血液渗入羊水中,见羊水回声增强、增多,系羊水混浊所致。若胎盘边缘已与子宫壁分离,未形成胎盘后血肿,则见不到上述图像,故B型超声检查诊断胎盘早剥有一定的局限性。重型胎盘早剥时常伴胎心、胎动消失。

(3)实验室检查:主要了解患者贫血程度及凝血功能。重型胎盘早剥患者应检查肾功能与二氧化碳结合力。若并发DIC时进行筛选试验(血小板计数、凝血酶原时间、纤维蛋白原测定),结果可疑者可做纤溶确诊试验(凝血酶时间、优球蛋白溶解时间、血浆鱼精蛋白副凝时间)。

(二)可能的护理诊断

1.潜在并发症

弥散性血管内凝血。

2.恐惧

此与胎盘早剥起病急、进展快、易危及母儿生命的特点有关。

3.预感性悲哀

此与死产、切除子宫有关。

(三)预期目标

(1)孕妇出血性休克症状得到控制。

(2)患者未出现凝血功能障碍、产后出血和急性肾衰竭等并发症。

(四)护理措施

胎盘早剥是一种妊娠晚期严重危及母儿生命的并发症,积极预防非常重要。

护士应劝说孕妇接受产前检查,预防和及时治疗妊娠期高血压疾病、慢性高血压、慢性肾病等;妊娠晚期避免仰卧位及腹部外伤;施行外倒转术时动作要轻柔;处理羊水过多和双胎者时,避免子宫腔压力下降过快等。对于已诊断为胎盘早剥的患者,其护理措施如下。

1.纠正休克

改善患者的一般情况。护士应迅速开放静脉,积极补充其血容量,及时输入新鲜血液。既能补充血容量,又可补充凝血因子。同时密切监测胎儿状态。

2.严密观察病情变化

及时发现并发症。凝血功能障碍表现为皮下、黏膜或注射部位出血,子宫出血不凝,有时有尿血、咯血及呕血等现象;急性肾衰竭可表现为尿少或无尿。护士应高度重视上述症状,一旦发现,应及时报告医生并配合处理。

3.为终止妊娠做好准备

一旦确诊,应及时终止妊娠,以孕妇病情轻重、胎儿宫内状况、产程进展、胎产式等具体状态决定分娩方式,护士需为此做好相应准备。

4.预防产后出血

胎盘早剥的产妇,胎儿娩出后易发生产后出血,因此分娩后应及时给予宫缩剂,并配合按摩子宫,必要时按医嘱做切除子宫的术前准备。未发生出血者,产后仍应加强生命体征观察,预防晚期产后出血的发生。

5.产褥期的处理

患者在产褥期应注意加强营养,纠正贫血,更换消毒会阴垫,保持会阴清洁,预防感染。根据孕妇身体情况给予母乳指导。死产者及时给予退乳措施,可在分娩后 24 小时内尽早服用大剂量雌激素,同时紧束双乳,少进汤类;水煎生麦芽当茶饮;针刺足临泣、悬钟等穴位等。

(五)护理评价

(1)母亲分娩顺利,婴儿平安出生。

(2)患者未出现并发症。

第六章

精神科护理

第一节　睡眠障碍

一、临床表现及常见类型

(一)失眠症

失眠症是一种对睡眠的质和量持续相当长时间的不满意状况,是最常见的睡眠障碍。失眠症的临床表现主要为入睡困难、睡眠不深、易惊醒、自觉多梦、早醒、醒后不易再睡、醒后感到疲乏或缺乏清醒感。其中最常见的症状是难以入睡,其次是早醒和维持睡眠困难,如经常醒转、多梦、醒后不易再睡等。

(二)嗜睡症

嗜睡症是指不存在睡眠量不足的情况下出现白天睡眠过多,或醒来时达到完全觉醒状态的过渡时间延长的情况。本病的临床表现为白昼睡眠时间延长,醒转时要想达到完全的觉醒状态非常困难,醒转后常有短暂的意识模糊,呼吸及心率增快,常可伴有抑郁情绪。部分患者可有白天睡眠发作,发作前多有难以控制的困倦感,常影响工作、学习和生活,患者为此感到苦恼、焦虑。

(三)发作性睡病

发作性睡病又称为醒觉不全综合征,是一种原因不明的睡眠障碍,主要表现为长期警醒程度降低和不可抗拒的发作性睡眠。大多数患者有一种或几种附加症状,如猝倒症、睡前幻觉或睡瘫,如包括以上全部症状,则成为发作性睡病四联症。本病最基本的症状是白天有不可抗拒的短暂睡眠发作,发作时常在1~2分

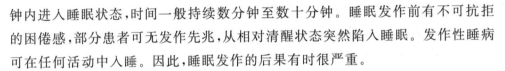

钟内进入睡眠状态,时间一般持续数分钟至数十分钟。睡眠发作前有不可抗拒的困倦感,部分患者可无发作先兆,从相对清醒状态突然陷入睡眠。发作性睡病可在任何活动中入睡。因此,睡眠发作的后果有时很严重。

(四)异常睡眠

异常睡眠是指在睡眠过程或觉醒过程中所发生的异常现象,包括神经系统、运动系统和认知过程的异常。分为3类:梦魇症、夜惊症和睡行症。

1.梦魇症

梦魇症指在睡眠过程中被噩梦所惊醒,梦境内容通常涉及对生存、安全的恐惧事件,如被怪物追赶、攻击或是伤及自尊的事件。该症的一个显著特征是患者醒后对梦境中的恐惧内容能清晰回忆,伴有心跳加快和出汗,但患者能很快恢复定向力,处于清醒状态,部分患者难以再次入睡。患者白天可出现头昏、注意力不集中、易激惹,使工作生活能力受到影响。

2.睡惊症

睡惊症是出现在夜间的极度恐惧和惊恐发作,伴有强烈的语言、运动形式和自主神经系统的高度兴奋状态。患者表现为睡眠中突然惊叫、哭喊、骚动或坐起,双目圆睁,表情恐惧,大汗淋漓,呼吸急促,心率增快,有时还伴有重复机械动作,有定向障碍,对别人问话、劝慰无反应,历时数分钟而醒转或继续安睡。患者若醒转,仅能对发作过程有片段回忆,次晨完全遗忘、且无梦境体验。

3.睡行症

睡行症俗称梦游症,是睡眠和觉醒现象同时存在的一种意识模糊状态。主要表现为患者在睡眠中突然起身下床徘徊数分钟至半小时或进食、穿衣出家门等,有的口中还念念有词,但口齿欠清,常答非所问,无法交谈。睡行时常表情茫然、双目凝视,难以唤醒,一般历时数分钟,少数持续 0.5～1 小时,继而自行上床或随地躺下入睡。次日醒后对所有经过不能回忆。

二、治疗要点

失眠症的治疗主张首先使用非药物治疗,并强调调节睡眠卫生和体育锻炼的重要性。一些研究表明,体育锻炼可以获得和某些药物相当的疗效。

(一)心理治疗

(1)支持性心理治疗是最基本最普遍的心理治疗措施,其内容包括给失眠者以关心与安慰,向他们解释失眠的性质,并宣讲睡眠卫生知识。

(2)认知行为治疗是失眠心理干预的重要组成部分,其目的是改变使失眠持续存在的适应不良的认知行为活动,加强睡眠行为与卧床、睡眠时间和卧室周围的环境之间的联系,患者睡在床上的时间比以前缩短并加强睡眠。

(3)认知治疗方法是引导患者重新评估自己对失眠原因、失眠过程的症状体验和可能后果的看法的正确性,改变不良的潜在的认知过程以缓解心理上的困扰,纠正不良的睡眠习惯,最终改变睡眠模式。

(二)药物治疗

常用的改善睡眠药有苯二氮䓬类、巴比妥类和醛类镇静催眠药以及中药等。但是进行药物治疗需要有以下药物治疗的指征。

(1)期望立即控制症状。

(2)失眠导致严重的功能受损。

(3)非药物治疗疗效不满意。

(4)其他医学情况得到治疗后失眠仍持续存在。

三、护理

(一)护理评估

了解失眠发生的时间、失眠的表现、失眠的原因、既往治疗情况和效果、患者对待失眠的态度和认识、患者的精神症状、心理状态以及患者的躯体症状,如生命体征,是否有受伤史,应激原,睡眠习惯,工作状态等。

(二)护理诊断

(1)睡眠形态紊乱:与社会心理因素刺激、焦虑、睡眠环境改变、药物影响等有关。

(2)疲乏:与失眠、异常睡眠引起的不适状态有关。

(3)焦虑:与睡眠形态紊乱有关。

(4)恐惧:与异常睡眠引起的幻觉、梦魇有关。

(5)绝望:与长期处于失眠或异常睡眠状态有关。

(6)个人应对无效:与长期处于失眠或异常睡眠有关。

(三)护理问题

(1)社会功能受损:与长期睡眠习惯改变导致社会功能改变有关。

(2)情绪不稳定:与长期睡眠习惯改变导致心境改变有关。

(3)个人角色功能改变:与异常睡眠导致角色功能发挥受阻有关。

(四)护理目标

(1)对于失眠症患者重建规律、有质量的睡眠模式。

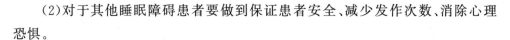

(2)对于其他睡眠障碍患者要做到保证患者安全、减少发作次数、消除心理恐惧。

(五)护理措施

1.对失眠患者的护理

心理护理、睡眠知识宣教、用药指导等。

(1)心理护理:①建立良好的护患关系,加强护患间的理解和沟通,了解患者深层次的心理问题。②帮助患者认识心理刺激、不良情绪对睡眠的影响,使患者学会自行调节情绪,正确面对心理因素,消除失眠诱因。③帮助患者了解睡眠的基本知识,如睡眠的生理规律、睡眠质量的高低不在于睡眠时间的长短等,引导患者认识睡眠,以正确的态度对待失眠,消除对失眠的顾虑,解除心理负担。

(2)睡眠知识宣教:①生活规律,将三餐、睡眠、工作的时间尽量固定。②睡前避免易兴奋的活动,如看刺激紧张的电视节目、长久谈话等,避用浓茶、咖啡、可乐等兴奋剂。③白天多在户外活动,接受太阳光照。④睡前使用诱导放松的方法,包括腹式呼吸、肌肉松弛法等,使患者学会有意识地控制自身的心理生理活动,降低唤醒水平。⑤营造良好的睡眠环境:保持环境安静,空气流通,温湿度适宜,避免光线过亮等。⑥教会患者一些促进入睡的方法,如睡前喝杯热牛奶,听轻音乐等。

(3)用药指导:指导患者按医嘱服药,并向患者讲解滥用药物的危害,以及正确用药的5个基本要点。①选择半衰期较短的药,并使用最低有效剂量,以减轻白天镇静作用。②间断给药(每周2～4次)。③短期用药(连续用药不超过3周)。④缓慢停药,酌情减量。⑤用药不可同时饮酒,否则会增加药物成瘾的危险性。

2.对其他睡眠障碍的护理

包括保证患者安全、消除心理恐惧、减少发作次数等。

(1)保证患者安全:对家属和患者进行健康宣教,帮助其对该病的认识,增强他们的安全意识,以有效防范意外的发生。

(2)消除心理恐惧:对患者和家属进行健康宣教,帮助他们认识该病的实质、特点及发生原因,以纠正其对该病的错误认识,消除恐惧、害怕心理。同时又要客观面对该病,做好终生带病生活的思想准备。

(3)减少发作次数:帮助患者及家属认识和探索疾病的诱发因素,尽量减少可能诱使疾病发作的因素,如睡眠不足,饮酒等。另外,建立生活规律化,减少心理压力,避免过度疲劳和高度紧张,白天定时小睡等,都可使患者减少发作的次数。发作频繁者,可在医师指导下,服用相应药物,也可达到减少发作的目的。

(六)护理评价

(1)患者睡眠是否改善。

(2)患者对其睡眠质量是否满意。

(3)患者睡眠过程中是否无安全意外发生。

(4)患者及家属对睡眠障碍的相关知识是否已了解。

第二节 躁狂发作

躁狂发作是以出现心境显著而持久的高涨为基本临床表现,伴有相应的思维和行为改变,有反复发作的倾向,间歇期完全缓解。患者心境高涨,与所处的境遇不相称。严重者可出现与心境协调的妄想、幻觉等精神病性症状。躁狂发作的典型临床症状是情感高涨、思维奔逸和活动增多,即所谓"三高"症状。

一、临床表现

(一)情感高涨且易激惹

常表现轻松、乐观、洋洋自得、兴高采烈。情感反应生动鲜明,与内心体验和周围环境协调一致,具有一定的感染力。有的患者可以以易激惹情绪为主,尤其在有人指责他的狂妄自大或不切实际的想法时。表现为听不得一点反对意见,因些许小事而大怒,严重者甚至出现破坏或攻击行为,但常常很快转怒为喜或赔礼道歉。

(二)思维奔逸

思维奔逸指思维联想速度的加快。患者感到自己的说话跟不上思维速度,口若悬河、高谈阔论,可出现音联或意联,如"敲木鱼,哚、哚、哚,多发财、财气冲天、才华出众等"。注意力不集中,常随境转移。表现自负,言谈多是对自己评价过高,感到自己聪明异常、能力无比、自我感觉良好。可有夸大、关系或被害观念,甚至妄想。

(三)活动增多

意志行为增强,即协调性精神运动性兴奋。忙碌不停,爱管闲事,好打抱不平,爱热闹,兴趣广泛但无定性。喜逗乐,主动与人交往,乐于助人但往往有始无终。行为轻率不顾后果,如有时狂购乱买,处事欠深思熟虑,行为具有冒险性。

(四)伴随症状

(1)由于活动增多,可明显影响睡眠。睡眠需要量减少,睡眠减少但精力充沛。

(2)食欲改变:体力消耗过多,饮食可明显增加,有的患者饮食无节,暴食或贪食,一般没有明显的体重增加。有时因活动过度,无法正常饮水、进食和睡眠而消瘦明显,甚至导致虚脱、衰竭。

(3)性欲增强:因患者性行为的兴趣和需求增加,导致性行为轻浮,有时则可在不适当的场合与人过分亲热、拥抱、接吻且不顾他人的感受。

(4)装饰过度:患者仪表常浓妆艳抹,尤喜色彩鲜明的服饰,打扮妖艳,招引周围人的注意。重症者却不整洁,不注意打扮。

(5)精神病性症状:有的患者会出现精神病性症状,如夸大妄想、关系妄想、被害妄想、幻听等。妄想的内容与情绪状态一致,患者往往自我评价过高,一般为夸大妄想和关系妄想,有时可在夸大基础上产生被害体验或妄想,但其内容一般并不荒谬,持续时间也较短暂。听幻觉的内容常为对患者的肯定或让患者感到兴奋。

(五)自知力

多数患者在疾病的早期即丧失了自知力。

(六)其他症状

有的患者会出现自主神经功能紊乱的各种表现,个别患者也可出现短暂的情感抑郁或焦虑。在发作极为严重的患者,除精神运动性兴奋外,还可出现意识不清、定向障碍,同时有错觉、幻觉及思维不连贯,情绪紧张害怕,大汗淋漓,脉速、瞳孔散大,体温升高等症状,此时称为谵妄性躁狂,如不及时治疗可因衰竭而致命。

临床表现较轻者称为轻躁狂。患者可存在持续至少数天的情感高涨、精力充沛、活动增多,显著的自我感觉良好,注意力不集中,轻度挥霍,社交活动增多,性欲增强,睡眠需要减少,社会功能轻度受损。部分患者的病情有时达不到影响社会功能的程度,故一般常不易被觉察。但常自负自傲,自我评价过高,指手画脚,行为鲁莽,易激惹。

老年躁狂的患者表现为典型的心境高涨的较少,主要表现为易激惹,狂妄自大,有夸大观念及妄想,言语增多,常较啰唆,可有攻击行为,但意念飘忽和性欲亢进等症状较为少见,病程较为迁延。

二、护理评估

(一)健康史

1.个人史

母孕期是否正常,患者是否足月顺产,成长及发育情况,学习及智力状况等。

2.既往史

患者以往健康状况,有无慢性疾病史,患病的经过、诊断及治疗效果情况等。

3.疾病史

患者以往精神障碍病史,患病的经过、诊断及治疗效果情况等。

4.家族史

患者家族中有无患精神疾病的亲属,与患者的密切程度,具体发病情况等。

5.生活习惯

患者的饮食量,进餐次数,进餐时间,有无特殊饮食嗜好;生活自理能力情况,能否自行洗漱、进餐、整理个人卫生,按时起居等。

(二)生理功能方面

患者的意识状态、生命体征;患者的睡眠情况,有无入睡困难、早醒、多梦、睡眠减少等情况;患者的二便情况,有无便秘、尿潴留等情况;患者的营养状况,有无营养失调、食欲旺盛等情况;患者有无躯体外伤;患者个人卫生,衣着是否有奇装异服等情况。

(三)心理功能方面

1.病前个性特点

患者病前性格特点如何,兴趣爱好有哪些,学习、工作、生活能力如何等。

2.病前生活事件

患者在近期(6个月内)有无重大生活事件发生,如至亲的死亡、工作变化、离婚,及患者的反应程度怎样等。

3.应付悲伤/压力

患者是如何应对挫折和压力,具体的应付方式是什么,效果如何等。

4.对住院的态度

患者对住院、治疗的合作程度,是否配合治疗和检查,对医护人员的态度怎样等。

(四)社会功能方面

1.社会参与能力

患者病前的社会参与情况如何,如积极、独处、退缩等。

2.人际关系

患者的人际关系如何,有无特别亲密或异常的关系,包括家属、男/女朋友、同事、同学、其他等。

3.支持系统

患者的社会支持系统怎样,患病后单位同事、同学、亲属与患者的关系有无改变,家庭成员对患者的关心程度、照顾的方式,婚姻状况有无改变等。

(五)精神状况

对患者的情感、认知及行为反应等方面进行全面评估。

1.情感情绪

患者有无情绪高涨、易激惹、兴奋、情绪不稳等表现。

2.认知

患者有无幻觉、错觉、注意力随境转移,患者思维障碍的表现形式怎样,如思维奔逸、夸大妄想等。

3.行为与活动

患者有无冲动;患者的行为与周围环境是否适切;患者语言有无增多、夸大、好提意见;患者活动有无增多、精力充沛、爱管闲事、行为鲁莽、有冒险性等情况;兴趣广泛而无定性等情况。

4.自知力

患者是否承认自己有病,是否有治疗的要求等。

(六)药物不良反应

患者有无手震颤、恶心呕吐、运动失调等表现,有无药物过敏史等。

第三节　抑　郁　发　作

抑郁发作是以情感低落、思维迟缓、意志活动减退和躯体症状为主要表现。起病缓慢,往往先有失眠、乏力、食欲缺乏、工作效率低和内感性不适。

一、临床表现

(一)情绪低落、兴趣缺乏及乐趣丧失

抑郁情绪是核心症状。一般将抑郁情绪定义为悲伤、痛苦或沮丧。这种情绪非常痛苦和压抑,无明显原因所致。情绪的基调是低沉、灰暗的。常表现愁眉不展、忧心忡忡。对前途悲观失望,生活索然无味,甚至有强烈的自杀欲望。患者有时可表现心烦意乱、焦虑不安,惶惶不可终日,或紧张激越。患者缺乏兴趣和快感,失去享受快乐的能力。快感丧失的人即使是在有高兴的事情发生时仍然不能体验到快乐,他们不会为好天气、受到表扬、游戏获胜或意外的横财而高兴,也享受不到与朋友在一起和从事自己所爱好活动时的快乐。患者对平日喜爱的活动不再有兴趣,如体育、文娱活动,业余爱好等。典型患者对任何事物无论好坏都缺乏兴趣,对生活没有热情,无法从生活中体验到乐趣,会经常回避社交活动,离群索居,不愿见人。

患者情绪的波动很常见。50%患者的情绪变化有节律性,其中大多数患者上午情绪最差,但也有的患者在下午三四点钟或晚上情绪最为低落,这种情绪的节律变化是抑郁发作的典型特征。女患者的情绪变化通常也与月经周期有关。

(二)思维障碍

思维明显缓慢,对问话反应迟钝,注意力集中困难,记忆力减退,自感脑子迟钝,联想困难。语言少、声音低。患者常在悲观失望的基础上产生孤立无援的感觉,伴有自责自罪,严重时可出现无价值妄想、罪恶妄想。亦可在躯体不适的基础上产生疑病妄想,怀疑自己身患绝症。还可能出现被害、关系妄想等。部分患者亦可出现幻觉,以幻听较常见,如嘲弄性、谴责性的幻听或没有情感色彩的幻听。但这些妄想、幻觉一般不具有精神分裂症的特征,如原发性、荒谬性等。

(三)精神运动性迟滞或激越

精神运动性迟滞在抑郁发作者中很常见,患者活动减少,终日独坐一处不与他人交往,语言缓慢、犹豫,显得有气无力,回答问题之前有很长时间的延迟,每句话都很简短,谈话中的停顿可能长得让人难以忍受。在严重的病例中,患者走路做事都会很慢,往往疏于操持家务,连吃、喝、个人卫生都不顾,甚至不语、不食、不动,对周围环境没有任何反应,成为抑郁性木僵。也有患者表现为激越。患者感觉到不能放松,脑中反复思考一些没有目的的事情,大脑持续处于紧张状态。患者感到焦虑、烦躁不安,自述不能安静下来,但又不知道自己因何烦躁。他们可能不停地咬手指,或慌乱地找一件物品,或不断地变换位置,严重时完全

不能坐下来，不停地踱步，或不断地扯自己的衣服。

（四）躯体症状群

抑郁发作患者躯体症状很常见，主要有睡眠障碍、食欲减退、体重下降、性功能减退、便秘、乏力、非特异性躯体症状如身体任何部位的疼痛、周身不适、自主神经功能紊乱等。睡眠障碍、食欲改变、体重改变、性欲改变和抑郁情绪的昼重夜轻被称为抑郁障碍的生物学指标。

1.睡眠障碍

80％的抑郁障碍患者有不同形式的睡眠障碍，其中以早段失眠最为多见，而以末段失眠（早醒）最具有特征性。有时可出现睡眠时间增长（睡眠增多）或睡眠节律紊乱，即白天睡眠多。有些患者的主诉与观察到的睡眠障碍不一致，提示患者病情较重、过分夸大，或具有疑病、虚无等思维内容障碍。

2.食欲改变

患者一般都对饮食缺乏兴趣，偶尔出现食欲增强或发作性的饥饿感和暴食。食欲可以很快地发生变化，食欲下降的程度也各有差异，轻者不想进食，严重者完全拒绝进食。

3.体重改变

体重下降最常见的原因是食欲减退，而非节食或躯体疾病所致。确定体重下降的标准是1个月内体重下降＞5％。典型抑郁症的体重下降特点是在急剧下降之后保持稳定不变。约10％的抑郁发作出现明显的体重增加，同时伴有睡眠增多的症状。

4.性功能障碍

抑郁症患者的性欲下降主要表现为性交频率的减少、男性阳痿、女性性乐缺乏等，严重抑郁症可并发闭经。也有极少数患者性欲增强。

5.便秘

便秘也是常见主诉，可能因肠道运动功能减退、进食减少或抗抑郁剂的不良反应所致，也可能是患者歪曲的疑病性认知的表现。

6.精力丧失

患者表现为无精打采，疲乏无力，懒惰，不愿见人。有时与精神运动性迟滞相伴。

7.非特异性躯体症状

患者有时以此类症状为主诉。患者经常诉说这类症状，希望得到相应的治疗，但并未因此而产生牢固的疑病联想。这类非特异性症状包括头痛或全身疼痛,口干、恶心、呕吐、消化不良、胃肠功能紊乱,心悸、胸闷、憋气乃至胸前区痛,出汗,尿频等,可涉及各个脏器,常在综合医院被诊断为各种自主神经功能紊乱。

(五)自知力

大部分这类患者自知力完整,但存在明显自杀倾向的患者自知力可能有所扭曲,甚至缺乏对自己当前状态的清醒认识。伴有精神病性症状者自知力不完整甚至完全丧失的比例较高。

(六)其他症状

抑郁发作时也可出现人格解体、现实解体及强迫症状。人格解体虽然不是抑郁发作的常见症状,但一旦出现则往往较为严重。患者感到自己不真实,觉得自己在演戏或是一个机器人。现实解体是另外一种较少见但具有明显特征的症状。轻度的现实解体症状为患者感到周围环境缺乏色彩,感到周围的人和生物好像都在故意隐瞒他们的感情。较严重的现实解体症状表现为患者感到周围的任何事物均是人造的和不真实的,像演员的舞台布景一样。强迫症状通常是抑郁发作前的前驱症状,有的患者在抑郁发作过程中出现强迫症状,抑郁症状恢复后强迫症状仍不能缓解。

幻觉在抑郁发作患者中较为少见,一旦出现,则多为听幻觉,多是第二人称性的,通常是与抑郁情绪相关的诸如犯罪、死亡、个人缺陷、疾病、被否定或受惩罚等内容的幻觉。患者也可有视觉歪曲症状,所产生的视幻觉内容多与自杀有关。当患者看到一个清晰的套索影像,会认为这是暗示自己应该上吊自杀。嗅幻觉偶有出现,如闻到房中或自己的身体发出腐烂物质的恶臭。

老年抑郁的患者除有抑郁心境外,多数患者有严重的焦虑烦躁情绪,有时也可表现为易激惹和敌意。精神运动性迟缓和躯体不适主诉较年轻患者更为明显。因思维联想明显迟缓以及记忆力减退,可出现较明显的类似痴呆(抑郁性假性痴呆)表现的认知功能损害症状,如计算力、记忆力、理解和判断能力下降。躯体不适主诉以消化道症状较为常见,如食欲减退、腹胀、便秘等。常常纠缠于某一躯体主诉,易使患者产生疑病观念,进而发展为疑病、虚无和罪恶妄想。老年抑郁症病程较冗长,易发展成为慢性。

二、护理评估

(一)健康史

同躁狂发作的评估。

(二)生理功能方面

患者的意识状态、生命体征;患者睡眠情况,有无入睡困难、早醒、多梦、醒后

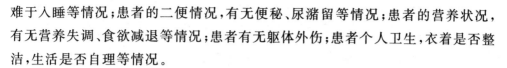

难于入睡等情况;患者的二便情况,有无便秘、尿潴留等情况;患者的营养状况,有无营养失调、食欲减退等情况;患者有无躯体外伤;患者个人卫生,衣着是否整洁,生活是否自理等情况。

(三)心理功能方面

同躁狂发作的护理评估。

(四)社会功能方面

同躁狂发作的护理评估。

(五)精神状况

对患者的情感、认知及行为反应等方面进行全面评估。

1.情感情绪

患者有无情绪不稳、情绪低落、焦虑、抑郁、无助、无用、罪恶感、沮丧,尤其是有无自杀意念等表现。

2.认知

患者有无认知范围变小,过分注意自己,忽视外界环境;患者有无幻觉、错觉;患者思维障碍的表现形式怎样,如缓慢、自责、自罪等情况。

3.行为与活动

患者有无自伤、自杀、哭泣等行为反应;患者的行为与周围环境是否适切;患者有无语言活动减少、不食不动,抑郁性木僵的表现。

4.自知力

患者是否承认自己有病,是否有治疗的要求。

(六)药物不良反应

患者有无直立性低血压、头晕、排尿困难及有无药物过敏史等。

第四节　神经官能症

一、疾病概述

神经官能症,又称神经症,是一组精神障碍的总称。神经症是一组高发疾病,在门诊中常见。神经症的总患病率国外报告在 5% 左右。我国据精神疾病流行病学调查资料显示,神经症的总患病率为 2.2%,女性高于男性;以 40~

44岁年龄段患病率最高,但初发年龄最多为20～29岁年龄段;文化层次低、经济状况差、家庭氛围不和睦者患病率较高。

其共同特征为起病常与心理社会因素有关;病前多有一定的素质和人格基础;症状主要表现为脑功能失调症状、情绪症状、强迫症状、疑病症状、分离或转换症状、多种躯体不适感等,这些症状在不同类型的神经症患者身上常混合存在,但均不伴有器质性病变;患者无精神病性症状,对疾病有相当的自知力,疾病痛苦感明显,有求治要求;社会功能相对完好,行为一般保持在社会规范允许的范围之内;病程大多持续迁延。

二、护理

(一)护理评估

1.一般情况

评估患者日常生活情况,如睡眠、衣着、饮食、大小便、自理能力;与周围环境接触如何;对周围事物是否关心;主动接触及被动接触状况;合作情况。

2.生理功能

神经症患者常常有许多心因性的躯体不适主诉,这些症状是心理痛苦在躯体的表现,没有器质性的改变。所以除了要常规评估患者的生命体征、睡眠、全身营养与水电解质平衡情况、进食状况、排泄状况、躯体各器官功能以及生活自理能力等情况以外,还应对患者的多种躯体不适主诉认真评估,鉴别其性质是器质性的还是心因性的,以便作出正确处理。

3.心理功能

评估患者的精神症状、情感状态、行为表现、病前性格特点、对应激的心理应对方式。

4.社会功能

神经症患者最常见的社会功能损害是人际交往能力的缺陷,与患者病前个性缺陷和不良的心理应对方式有关,可通过询问患者本人及其亲友来进行综合评估。

5.家庭与环境

评估患者幼年时的生活环境、所受的教育、父母的教养方式、家庭经济状况及成年后的婚姻状况、子女、生活及工作学习环境等情况以及患者的社会支持系统等资源,尤其要了解对患者有重要影响力的人,以制订合理有效的治疗和护理计划。

6.其他方面

评估患者的家族史、既往疾病史;评估患者以往用药情况、治疗效果,有无药物不良反应等;评估患者的常规化验以及特殊检查结果。

(二)护理问题

1.生理功能

睡眠形态紊乱,潜在的或现存的营养失调,疼痛或身体不适,皮肤完整性受损,部分自理能力下降。

2.心理功能

(1)焦虑:注意力难于集中,易受干扰,情绪易激惹。

(2)抑郁:患者由于疾病的困扰情绪可能低落。

(3)恐惧:惊恐相的表现。

3.社会功能

潜在的或现存的自杀、自伤行为,有暴力行为的危险,自我保护能力改变,社交能力受损,个人应对无效,不合作(治疗的合作程度),知识缺乏(对疾病的了解程度)。

(三)护理目标

神经症患者最重要的护理目标是患者能够正确认识和对待所患疾病,善于分析患病原因,学会合理宣泄情绪,认识个性缺陷以及积极有效的心理应对方式应对应激性事件,这是一个长期目标。具体包括:①症状减轻或消失。②能正确认识疾病表现,恰当的宣泄焦虑、抑郁情绪,减轻痛苦。③患者基本的生理及心理需要得到满足,舒适感增加。④能运用有效的心理预防机制及应对技巧控制不良情绪,减轻不适感。⑤能与他人建立良好的人际关系。⑥能增强处理压力与冲突的能力。⑦能正确认识心理、社会因素与疾病的关系。⑧家庭及社会支持逐步提高。⑨社会功能基本恢复。

(四)护理措施

1.安全护理

为患者提供安静舒适的环境,减少外界刺激。加强安全护理,避免环境中的危险品及其他不安全因素,防患于未然。

2.生理功能

睡眠障碍与躯体不适或疼痛是神经症患者常见的躯体问题。睡眠障碍的护理包括创造良好的睡眠环境、安排合理的作息制度、养成良好的睡眠习惯等。

值得一提的是,由于神经症患者许多躯体不适症状的缓解在于其应激因素的消除和内心冲突的最终解决,因此除一般护理外,要特别注意其心理功能的护理。鼓励患者参加适当的集体活动,减少白天卧床时间,转移注意力,减少对恐惧、焦虑、惊恐发作或强迫等症状的过分关注和担忧。另外,患者可能有食欲减退、体重下降等情况,因此护士要鼓励患者进食,帮助选择易消化、富营养和色香味俱全的食物。对便秘患者鼓励多进食蔬菜、水果,多喝水,养成每天排便习惯。如便秘超过 3 天,应按医嘱给予缓泻剂或灌肠等帮助排便。

3.心理功能

(1)建立良好的护患关系:以和善、真诚、支持、理解的态度对待患者,耐心的协助患者,使患者感到自己是被接受、被关心的。如当患者主诉躯体不适时应做到确实的体格检查,进行客观评估,即使有时找不到器官的病理性证据来解释症状,也应理解其所主诉的疼痛不适是真实存在的,患者并非无病呻吟,护理人员应以一种接受的态度倾听,并选择适当的时机,结合检查的正常结果,使患者相信其障碍并非器质性病变所致。

(2)鼓励患者表达自己的情绪:鼓励患者表达自己的情绪和不愉快的感受,协助其识别和接受负性情绪及相关行为。神经症患者内心常常不愿接受(或承认)自己的负性情绪和行为。护理人员通过评估识别出这些负性情绪后,要引导患者识别、继而接受它。

(3)协助患者消除应激:与患者共同探讨与疾病有关的应激原及应对方法,协助患者消除应激,帮助其正确认识和对待疾病,学习新的应对方法,接受和应付不良情绪。

(4)训练患者的应对技巧:提供环境和机会让患者学习和训练新的应对技巧,强化患者正性的控制紧张焦虑等负性情绪的技巧,例如根据焦虑症的特点设计某些应激情境,召集患同类疾病的患者一起做行为的模拟预演,及时提供反馈信息,辅以放松训练。活动结束后,鼓励他们交流心得,取长补短。

(5)帮助患者学会放松:增进放松的方法很多,如静坐、慢跑、气功、太极拳以及利用生物反馈仪训练肌肉放松等,都是十分有效的方法。

(6)积极鼓励患者:反复强调患者的能力和优势,忽略其缺点和功能障碍。鼓励患者敢于面对疾病表现,提供可能解决问题的方案,并鼓励和督促实施。经常告知患者他的进步,及时表扬鼓励,让患者明白自己的病情正在好转,有利于增强自信心和减轻无助无望感。

4.社会功能

(1)提供安静舒适的环境,减少外界刺激:①焦虑患者常坐立不安,不愿独处,可设专门陪护,以增强其安全感。②应严密观察,严加防范患者可能发生的自杀、自伤及冲动伤人等行为,早发现早干预。③及时督促患者完成药物治疗计划,观察药物疗效和不良反应,给予服药指导,以有效控制神经症的症状。

(2)协助患者获得社会支持:护理人员应帮助患者认清现有的人际资源,并扩大其社会交往的范围,使患者的情绪需求获得更多的满足机会,并可防止或减少患者使用身体症状来表达情绪的倾向。同时协助患者及家庭维持正常角色行为。家庭是患者最主要的社会支持系统,它既可以帮助患者缓解压力,也可能是造成或加重患者压力的根源。护理人员应协助分析患者可能的家庭困扰,确认正向的人际关系,并对存在的困扰进行分析,如加入群体互助团体、成人教育班、社区活动或特殊的兴趣团体等,以便让患者发现别人有和自己同样的问题,而减少寂寞感,并增加情绪上的支持。

(3)帮助患者改善自我照顾能力:神经症患者可因躯体不适的症状以及焦虑、抑郁等负性情绪而忽视个人卫生,也可因仪式动作、强迫行为而导致生活自理能力的下降。护理人员应耐心协助患者做好沐浴、更衣、头发、皮肤的护理。这些活动均可增加患者对自己的重视与兴趣。护士对患者的每一个进步及时肯定、表扬鼓励,让患者感受他随时受到护士关注,有利于患者逐步树立起治病的信心。

5.康复期护理

在神经症的康复期,护士应帮助患者正确认识和对待疾病及其致病因素,克服个性缺陷,教会患者正确应对生活困难和创伤性体验,恰当处理人际关系,防止疾病复发。积极参加社会活动,体现自身价值,增强治病信心,参加康复训练,以利身体康复。

6.特殊护理(惊恐发作)

(1)患者在惊恐发作时,护士必须镇定、稳重,防止将医护人员的焦虑传给患者,应立即让患者脱离应激原或改换环境,有条不紊地进行治疗和护理。应明确地向患者表示,发作不会危及生命,病情一定能控制。

(2)对惊恐发作急性期的患者,要陪伴在患者身边,态度和蔼,耐心倾听和安抚,对其表示理解和同情,并可给予适当的按摩和安慰。对患者当前的应对机制表示认同、理解和支持。鼓励患者按可控制和可接受的方式表达焦虑、激动,允许自我发泄。

(3)与惊恐发作相关的焦虑反应有时可表现为挑衅和敌意,应适当限制,并对可能的后果有预见性,针对可能出现的问题,预先制定相应的处理措施。惊恐发作时,应将患者和家属分开或隔离,以免互相影响和传播,加重病情。

(4)有的患者坐立不安,不愿独处,又不愿到人多的地方,应尊重患者,创造有利治疗的环境,如允许保留自己的天地和注意其隐私,必要时设专人陪护等。

(5)遵照医嘱给予相应的治疗药物,如抗焦虑药、抗抑郁药等,控制惊恐发作,减轻病情,取得患者合作。

(6)在间歇期教会患者放松技术,参加反馈治疗,适当应用药物,避免再次发作,以使其相信该病有治愈的希望。配合医师做好行为治疗。做好家属工作,争取家庭和社会的理解和支持。

(五)护理评价

评价患者的症状是否得到改善,不良的心理应对方式是否得到矫正,是否消除了心理应激的影响及提高了社会适应能力等。对癔症的知识了解了多少等。

(六)健康指导

(1)使患者对神经症发作有正确的认识,消除模糊观念引起的焦虑、抑郁,纠正错误观念,减少不良因素的刺激,控制疾病发作。

(2)帮助患者充分认识自己,挖掘出自身性格上的弱点及与疾病的关系。

(3)教会患者一些科学实用的处理问题的方法,不断完善自己的性格,学会处理好人际关系,调整不良的情绪,增强心理承受能力。

(4)鼓励患者积极参加有意义的活动,增强适应能力。

(5)此外还应使家属理解患者的痛苦和困境,既要关心和尊重患者,又不能过分迁就或强制,帮助患者合理安排工作、生活,恰当处理与患者的关系,并要教会家属帮助患者恢复社会功能。

三、预后及预防

(一)预后

在社区调查中,年龄在 20～50 岁的神经症患者中,约半数在 3 个月内康复。通科医师的患者,约有一半在一年内康复,其余的许多月仍无变化。转到精神专科门诊或住院的患者中,只有一半在 4 年后获得了满意的适应。从另一个方面看这些问题,据国外有资料称,新近发作的病例每年约 70% 复发,慢性病例每年仅 3% 复发。

神经症的死亡率在门诊患者中增加 0.5～1 倍,在住院患者中增加 1～2 倍。这些患者死亡的主要原因是由于自杀和意外。

(二)预防

进行健康人格的培养,增加应付挫折的能力,普及疾病防治知识,消除对神经症疾病患者的歧视及不正确看法,改变不良态度使患者能够及早发现和早期得到治疗。在各级医疗机构中普及精神疾病防治知识,开设心理咨询,提高精神科诊疗水平,有助于早期诊断、早期治疗。对于患者出现的不适症状给予及时的对症处理或根据患者的心理状况给予针对性的训练均对其预防神经症有益。

第五节 精神分裂症

一、疾病概述

精神分裂症是最常见、最难描述、最难作出完整定义的重性精神病。在千余年的有关记载中,直到 1896 年才由德国的克雷培林将其作为一个独立疾病"早发性痴呆"进行描述,1911 年瑞士的 E·布鲁勒对本病进行了细致的临床观察,指出本病的临床特点是精神分裂:联想障碍、情感淡漠、意志缺乏和继之而来的内向性,提出了"精神分裂"的概念。加以本病的结局并非皆以衰退而告终,因此建议命名为精神分裂症。本病女性患病率高于男性,城市高于农村,但无论是城市还是农村,精神分裂症的患病率均与家庭经济水平呈负相关。该病造成的直接花费和间接损失巨大,构成患者家庭及社会疾病负担的重要部分。在我国精神分裂症的致残率达 56.4%,患者及其亲属的身心健康遭到严重损害,造成家庭的沉重负担。

精神分裂症是一组常见而病因尚未完全阐明的重性精神疾病,具有感知、思维、情感、行为等多方面的障碍,以精神活动脱离现实与周围环境不协调为主要特征。患者一般无意识障碍和智力缺损,部分患者可出现认知功能损害。多起病于青壮年,常缓慢起病,病程迁延,有慢性化倾向和衰退的可能,而部分患者经治疗可保持痊愈或基本痊愈的状态。

二、护理

(一)护理评估

在对精神分裂症患者进行护理评估时需注意:要关心和了解患者的需求,不必注重精神分裂症的分型,因为分型对护理计划的制订关系不大;要重视患者的家属、同事、朋友提供的资料,因为许多患者对本身所患疾病缺乏自知力,很难正确反映病史;对患者心理状况、社会功能的评估,可通过与患者的直接交谈从语言、表情、行为中获得直接的资料,或可从患者的书信、日记、绘画等作品中了解情况,临床上还常借助于一些评估量表来测定。

1.健康史

(1)个人史:患者是否足月顺产、母孕期及分娩期有无异常、成长及智力情况,有无酗酒史、生活能否自理、大小便情况等。

(2)现病史:此次发病的时间、表现、有无诱因、对学习工作的影响程度、就医经过、饮食、睡眠、是否服用安眠剂等。有无自杀、自伤或冲动、外走。

(3)既往史:过去是否有过发病、发病的情形、第一次发病的时间和表现、治疗经过、效果如何、是否坚持服药、病后的社会交往能力等。

(4)家族史:家族成员中是否有精神疾病患者。

2.生理功能

(1)患者的生命体征是否正常。

(2)患者的饮食、营养状况,有无营养失调。

(3)患者睡眠情况,有无入睡困难、早醒、多梦等情况。

(4)患者的大小便情况,有无便秘、尿潴留等情况。

(5)患者有无躯体外伤。

(6)患者个人卫生,衣着是否整洁。

(7)患者日常生活是否自理等情况。

3.心理功能

(1)病前个性特点:①患者病前性格特点如何,是内向还是外向型。②患者兴趣爱好有哪些,学习、工作、生活能力如何。

(2)病前生活事件:患者在近期(6个月内)有无重大生活事件的发生,如至亲的死亡、工作变化、失业、离婚等,患者有什么样的反应程度。

(3)应付悲伤/压力:患者是如何应对挫折和压力,具体的应付方式是什么,效果如何。

(4)对住院的态度:患者对住院、治疗的合作程度,是否配合治疗和检查,对医护人员的态度怎样。

4.社会功能

(1)社会交往能力:①患者病前的社会交往能力如何,是否善于与人交往。②患者病前对于社会活动是否积极、退缩、回避等。

(2)人际关系:患者的人际关系如何,有无特别亲密或异常的关系,包括家属、男/女朋友、同事、同学、其他等。

（3）支持系统：患者的社会支持系统怎样，患病后单位同事、同学、亲属与患者的关系有无改变，家庭成员对患者的关心程度、照顾的方式，婚姻状况有无改变等。

（4）经济状况：患者经济收入、对医疗费用支出的态度等。

5.精神状况

（1）自知力：患者是否承认自己有病，是否有治疗的要求。

（2）思维：①患者有无思维联想障碍，如思维破裂、思维散漫、思维贫乏。②有无思维逻辑障碍，如词语新作、逻辑倒错。③有无思维内容障碍，如妄想，及其内容、程度、频率、持续时间等。

（3）情感情绪：患者的情感反应，有无情感淡漠、情感迟钝、情感反应与周围环境是否相符等。

（4）意志行为：①患者的意志是否减退，行为是否被动、退缩。②患者的行为与周围环境是否适宜，有无意向倒错。③患者有无违拗、空气枕头等现象。

（5）认知：患者有无幻觉、错觉，幻觉的表现形式和内容、程度、频率、持续时间等。

（6）人格的完整性：患者有无人格改变、人格衰退、人格解体等表现。

6.药物不良反应

患者有无锥体外系反应、自主神经系统反应、药物过敏史等。

(二)护理诊断

（1）营养失调：营养低于机体需要量，与幻觉、妄想、极度兴奋、躁动,消耗量过大及摄入量不足有关。

（2）睡眠形态紊乱：如入睡困难、早醒、多梦等，与妄想、幻听、兴奋、环境陌生、不适应、睡眠规律紊乱等有关。

（3）躯体移动障碍：与疾病及药物所致不良反应有关。

（4）感知改变：与疾病症状及药物所致不良反应有关。

（5）思维过程改变：与思维内容障碍（妄想）、思维逻辑障碍、思维联想障碍等有关。

（6）自我形象紊乱：与疾病症状有关。

（7）不合作：与幻听、妄想、自知力缺乏、对药物的不良反应产生恐惧、违拗等有关。

（8）角色紊乱：与疾病症状及药物不良反应有关。

（9）生活自理缺陷：与药物不良反应所致运动及行为障碍、精神障碍及精神衰退导致生活懒散有关。

(10)有冲动、暴力行为的危险：对自己或对他人有冲动、暴力行为的危险，与命令性幻听、评论性幻听、被害妄想、嫉妒妄想、被控制妄想、精神运动性兴奋、缺乏自知力等有关。

(三)护理问题

(1)语言沟通障碍：与精神障碍及药物不良反应有关。

(2)个人应对无效：与疾病症状及药物不良反应有关。

(3)功能障碍性悲哀：与精神疾病及药物不良反应有关。

(4)自我防护能力改变：与精神疾病及药物不良反应有关。

(5)社交孤立：与精神疾病及认知改变有关。

(6)医护合作问题：与药物不良反应，如急性肌张力障碍、直立性低血压等有关。

(四)护理目标

(1)患者能用他人可以理解的语言或非语言方式与人沟通，并表达自己的内心感受。

(2)患者的精神症状逐步得到控制，日常生活不被精神症状所困扰，能最大限度地完成社会功能。

(3)患者在住院期间不发生冲动伤人、毁物的现象，能控制攻击行为。

(4)患者能学会控制自己情绪的方法，能用恰当的方法发泄自己的愤怒，适当表达自己的需要及欲望。

(5)患者按时按要求进食，患者体重不得低于标准体重的10%。

(6)患者能说出应对失眠的几种方法，患者睡眠得到改善，能按时入睡，时间保持在每天7～8小时。

(7)患者身体清洁无异味，患者在一定程度上生活自理。

(8)患者愿意配合治疗和护理，主动服药。患者能描述不配合治疗的不良后果。

(9)患者及其家属对疾病的知识有所了解。

(五)护理措施

在护理措施的实施过程中，建立良好的护患关系，是极为重要且不容易实施的措施。因为多数患者对疾病没有自知力，不认为自己有病，因而拒绝治疗。甚至某些患者将医护人员涉入其精神症状之中，如被害妄想患者，可能认为医护人员也与他人串通加害他(她)，因而对医护人员采取敌视态度甚至伤害医护人员。

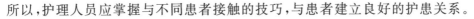

所以,护理人员应掌握与不同患者接触的技巧,与患者建立良好的护患关系。

1.生活护理

患者受妄想幻觉内容的支配,拒绝进食;木僵、精神衰退的患者自理缺陷,导致生活不能料理,营养失调;睡眠障碍是各型分裂症各阶段的常见症状;抗精神病药物的不良反应也可导致患者生活料理困难等,因此做好分裂症患者的生活护理是非常必要的。

(1)保证营养供给:精神分裂症患者因进食自理缺陷,往往有营养失调。所以保证患者正常进食,以纠正或防止营养失调,是护理工作面临的常见问题。护理人员应首先了解患者不进食的原因,针对不同原因采取不同的方法,保证患者正常进食。①如被害妄想患者害怕食物中有毒而不敢进食,幻听的患者受命令性幻听的支配不愿进食,护理人员应耐心说服解释,可让患者自己到配餐间参与备餐或现场示范食物无毒后督促其进餐,或鼓励与其他病友集体进餐。②坚持不进食者应给予鼻饲或输液。③如是兴奋、行为紊乱不知进食的患者,宜单独进食或喂食,以免干扰其他患者进餐。④对木僵患者及服用抗精神病药出现锥体外系反应者,宜准备半流质或容易消化的食物,由护理人员协助患者进食,并密切观察,以防止因吞咽困难导致噎食。⑤注意评估患者进餐后的情况,有无腹胀等,记录进食量,每周称体重一次。

(2)保证充足的睡眠:睡眠障碍是精神分裂症患者初发、复发早期最常见的症状之一,应持续评估患者睡眠情况,如入睡时间、睡眠质量、觉醒时间、醒后能否继续入睡等,了解患者睡眠紊乱的原因。①提供良好的睡眠条件,保持环境安静,温度适宜,避免强光刺激。②对于新入院患者因环境陌生而入睡困难,护理人员应在病房多陪伴患者,直至入睡。③防止睡眠规律倒置,鼓励患者白天尽量多参加集体活动,保证夜间睡眠质量。④指导患者使用一些促进睡眠的方法,如深呼吸、放松术等。⑤对严重的睡眠障碍的患者,经诱导无效,可遵医嘱运用镇静催眠药物辅助睡眠,用药后注意患者睡眠的改善情况,做好记录与交班。

(3)卫生护理:对生活懒散、木僵等生活不能或不完全自理的患者,应做好卫生护理、生活料理或督促其自理。①对木僵患者应做好口腔护理,皮肤护理,女患者经期的护理,二便护理。②保持呼吸道通畅,头偏向一侧。③对生活懒散者应教会患者日常生活的技巧,训练其生活自理能力,如穿衣、叠被、洗脸、刷牙等,训练应循序渐进,不能操之过急,对患者的点滴进步应及时表扬鼓励。

(4)躯体状况观察:精神分裂症患者一般很少注意身体方面的疾病,即使有病也不求医,所以护理人员应该经常注意患者的身体状况,及时给予帮助。对抗精神病药物治疗所产生的不良反应,护理人员宜针对服药的反应予以记录,预防可能出现藏药、拒绝服药的情况发生。服药初期应特别注意是否有药物过敏或嗜睡反应,同时还应预防直立性低血压,告诉患者(或家属)改变体位宜缓慢。

2.心理护理

(1)与患者建立良好的护患关系:精神分裂症患者意识清晰,智能良好,无自知力,不安心住院,对医护人员有抵触情绪。护理人员只有与患者建立良好的护患关系,取得患者信任,才能深入了解病情,顺利完成观察和护理工作。护士应主动接触、关心、尊重、接纳患者,温和、冷静、坦诚的对待患者,适当满足其合理要求。

(2)正确运用沟通技巧:①护理人员应耐心倾听患者的述说,鼓励患者说出对疾病和有关症状的认识及感受,鼓励其用语言表达内心感受而非冲动行为,并做出行为约定,承诺今后用其他方式表达愤怒和激动情绪。②倾听时应对每一诉说做适当限制,不要与患者争论有关妄想的内容,而是适当提出自己的不同感受,仅在适当时机(如幻觉减少或妄想动摇时),才对其病态体验提出合理解释,并随时注意其反应。③与患者交谈时,态度亲切温和,语言具体、简单、明确,对思维贫乏的患者,护士则不要提出过多要求,给患者足够的时间回答问题,不训斥、责备、讽刺患者。④避免一再追问妄想内容的细节,以免强化其病理联想,使症状更加顽固。

3.社会功能方面的护理

患者由于意志减退、情感淡漠,多有社会功能缺损或衰退,包括角色紊乱,个人生活自理能力下降或丧失,生活懒散,人际交往能力受损,孤僻、退缩,处于社会隔离状态等。对此,应鼓励患者参加集体活动,减轻不良刺激因素对患者的影响。安排合理文娱活动,转移其注意力,缓解其恶劣情绪。当患者情绪稳定后,可与患者共同制定生活技能训练和社交技巧训练计划,鼓励患者自理。对于极度懒散的患者,还可进行行为治疗,通过社会技能训练、工作康复、娱乐活动等手段,培养良好的生活习惯,促进生活、劳动技能的恢复,延缓精神衰退的进展。

4.特殊护理

(1)提供良好病房环境、合理安置患者:①严格执行病区安全管理与检查制度,注意门窗、钥匙的安全管理。②将易激惹与兴奋躁动的患者分开居住与活动。③将妄想明显、症状活跃、情绪不稳等患者与木僵、痴呆等行为迟缓的患者分开安置。④有自杀、自伤行为的患者应避免单独居住,或安置在重症病房,由专人看护,一旦有意外发生,应及时处理。

（2）加强巡视、了解病情：①及时发现自杀、自伤、冲动，或出走行为的先兆。②掌握住院患者自杀、自伤、不合作、冲动、出走行为等发生的规律。③对有明显危险的患者应严加防范，其活动应控制在工作人员视线范围内，并认真交接。

（3）冲动行为的处理：①预防患者冲动行为的发生是非常重要的。做好病房的安全管理工作，提供安静、舒适的环境，患者应在护士的视线下活动。②对不合作或冲动等过激言行不进行辩论，但不轻易迁就。③在日常沟通、治疗护理等需与患者发生躯体接触时应谨慎，必要时应有他人陪同。④患者一旦出现冲动行为，护士应保持冷静、沉着、敏捷，必要时让患者信任的护士予以口头限制，并配合药物控制。⑤如有暴力行为，可酌情隔离或保护约束患者，约束时要向患者说明，并注意约束部位的血液循环，保证患者基本的生理需要，执行保护约束护理常规。⑥病情缓解后及时解除隔离或约束，讲解冲动的危害性和进行隔离或约束的必要性。⑦对患者做好冲动后心理疏导，让患者讲述冲动原因和经过，和患者共同评价冲动前后的感觉，让患者说出自己的感受，给予理解和帮助支持，以便进一步制订防范措施。⑧同时注意妥善处理遭受冲动损害者。

（4）自杀自伤或受伤的处理：①患者因幻觉妄想、冲动或怪异行为等，易导致自杀自伤或与他人的冲突，应注意保护患者的人身安全。②有严重自杀、自伤倾向的患者应禁止其单独活动与外出、在危险场所逗留，外出时应严格执行陪伴制度，必要时设专人护理。③一旦患者发生自杀、自伤或受伤等意外，应立即隔离患者，与医师合作实施有效抢救措施。④对自杀、自伤后的患者，要做好自杀、自伤后心理护理，了解其心理变化，以便进一步制订针对性防范措施。

（5）出走的护理：对有出走危险的患者，入院时就应注意热情接待，做好入院介绍。患者发生出走时，立即报告，组织力量及时寻找并通知家属。对出走回归的患者，要做好回归后心理护理，并了解外走经过，以便进一步制定防范措施，并严禁单独外出。

（6）妄想与幻觉的护理：妄想与幻觉是精神分裂症的常见症状，可同时出现，也可单独出现。患者对妄想和幻觉的内容坚信不疑，并可支配患者的思维、情感、行为，特别是"命令性幻听"，患者认为这些命令无法抗拒而必须执行，因而产生出走及危害社会、伤害自己和他人的行为，给患者的安全和病区的管理带来很大的困难。护理人员必须根据妄想和幻觉的内容特点及疾病的不同阶段进行护理。

妄想是精神分裂症患者最常见的思维障碍。在妄想内容的影响下，患者出现自杀、伤人、毁物、拒食、拒药等情况，需根据妄想的内容，有针对性地护理。

①有被害妄想者,护士应耐心劝导,外出有人陪伴,如拒食可采用集体进餐,如对同病房患者有被害嫌疑时,及时将患者安置在不同病房,如护士也被牵连进其妄想内容,护士不要过多解释,注意安全,必要时进行调整。②有关系妄想者,护士在接触时,语言应谨慎,避免在患者看不到却听得到的地方低声轻语、发出笑声或谈论其病情症状,以免加重病情。③疑病妄想的患者认为自己患了不治之症,并有许多身体不适的主诉,护理人员要耐心解释,必要时配合医师给予暗示治疗。④自罪妄想的患者,认为自己罪大恶极,死有余辜,情绪低落,以致拒绝进食,坐以待毙,或捡拾饭菜,或无休止地劳动以求赎罪。护理人员应根据这些特点进行护理,可劝喂进食或将饭菜搅拌在一起,使患者误认为是剩饭剩菜,收到诱导进食的效果。对无休止地劳动的患者应限制其劳动强度和时间,督促其休息,避免过度劳累。注意规范患者的行为,对患者的怪异言行不辩论、不训斥,但也不轻易迁就。

对有幻觉的患者,首先要注意观察其表情、言语、情绪和行为的表现;掌握患者幻觉出现的次数、规律性、内容和时间。根据患者对幻觉所持的态度合理安置病室。①对幻觉出现频繁,并受幻觉支配而产生冲动、伤人、毁物、自伤者,应安置在重症监护室,由专门护士护理,以密切观察病情变化,防止意外发生。②对幻觉出现频繁影响日常生活的患者,应给予帮助,保证其基本需求。如果患者愿意诉说幻觉的内容,护理人员应认真倾听,给予同情和安慰,使患者感受到理解、关心和信任。③对因幻觉造成焦虑不安的患者,应主动询问,提供帮助;根据幻觉的内容,改变环境,设法诱导,缓解症状。④对因幻嗅、幻味而拒食的患者,应耐心解释,并可采取集体进餐的方法,以缓解疑虑。⑤有幻触、幻嗅的患者可嗅到病室有异常气味,床铺、身上穿的衣服有虫子爬的感觉,可及时为其改善居住条件,更换衣服、被褥。⑥幻觉有时在安静状态或睡眠前出现,可根据患者的特长组织参加文娱治疗活动,以分散患者的注意力;为患者创造良好的睡眠环境,缩短其入睡过程,保证足够的睡眠时间。

当患者对妄想、幻觉的信念开始动摇时,要抓紧时间和患者谈话,分析病情,引导患者进一步认识病态表现,促进自知力的恢复。

(7)不合作患者的护理:①护士主动关心、体贴、照顾患者,使患者感到自己是被重视、接纳的。②护士选择适当的时机向患者宣传有关知识,帮助患者了解自己的疾病,向患者说明不配合治疗会带来的严重后果。③护士严格执行操作规程,发药速度宜慢,注意力高度集中,发药到手,看服到口,服后检查口腔、舌下、颊部及水杯,确保药物到胃,但要注意采取适当的方式,要尊重患者的人格。

④饮水杯采用白色透明塑料杯,服药用白开水,这样便于观察。⑤一旦发现藏药患者要书面、口头交班,让全体护理人员在发药时重点观察这些患者。⑥对一贯假服药者,每次服药时提前或最后单独进行,便于仔细检查,同时可避免其他患者学习其假服药方式。⑦还要防止个别患者跑到洗手间用特殊催吐法将尚未溶解的药丸吐出,可观察患者10~20分钟。⑧对拒绝服药的患者,应耐心劝导,必要时采取注射或使用长效制剂。⑨对药物反应明显的患者要及时给予处置,以消除患者不适,提高其对药物的依从性。⑩鼓励患者表达接受治疗时的感受和想法。

(8)对意志减退、退缩淡漠的患者:①教会患者日常生活的基本技巧,开展针对性行为治疗。②对受到挑衅或攻击时不能采取有效措施保护自己的患者,应加以保护。③帮助制定和实施自理生活能力的训练计划,循序渐进,鼓励其参与工娱治疗和体育锻炼。

(9)对情感障碍的患者:情感淡漠是患者的主要情感特点。所以护理人员很难接近患者,与患者有情感上的沟通。因此,护理人员必须坚持以真诚、友善的态度接纳患者,让患者感到他所处的环境是安全的和值得信赖的。护理人员可用语言的或非语言的方式来表达对患者的关注,如鼓励患者说出心里的感受,或是利用治疗性触摸,甚至静坐在患者身旁陪伴他。上述方法都有利于帮助患者走出自己的情感困境,改善情感障碍。

(10)对木僵患者:①生活护理。②维持水、电解质、能量代谢平衡,必要时给予鼻饲。③预防并发症的护理,如保持呼吸道通畅,做好口腔护理,取头偏向一侧卧位,做好二便护理,预防褥疮。④必要时遵医嘱配合医师做ECT,注意观察治疗作用与不良反应。

(11)用药护理:遵医嘱给各种药物,严格执行"三查八对"用药治疗制度,密切观察患者用药后的治疗效果和不良反应,一旦出现异常情况与医师联系并果断处理。

(六)护理评价

(1)患者的精神症状缓解的情况,是否出现伤人、自伤、毁物等行为。

(2)患者的自知力恢复情况如何。

(3)患者有无意外事件和并发症的发生。

(4)患者最基本的生理需要是否得到满足。

(5)患者是否配合治疗护理,并参加文娱活动。

(6)患者的生活技能,语言沟通及其他社会交往技能的恢复情况。

（7）患者的个人应对能力与自我防护能力是否获得改善。

（8）患者对疾病的看法和对治疗的态度是否改变。

（9）患者及其家属对疾病的知识是否有所了解。

（七）健康指导

精神分裂症是一种迁延性、预后大多不良的精神疾病，且有反复发作的倾向，复发次数越多，其功能损害和人格改变愈严重，最终导致精神衰退和人格瓦解，对患者、家庭和社会造成很大损失。精神分裂症患者在接受治疗中，待症状基本消失后，仍需较长时间的药物维持治疗和接受心理方面的治疗和训练。有效地控制症状复发，使其社会功能和行为得到最大限度的调整和恢复，是分裂症患者系统治疗的一个重要步骤。但患者及家属对维持治疗的依从性较差，可能是不了解疾病的特点，不能耐受药物的不良反应，也可能是对疾病的治疗失去信心等原因，最终导致疾病加重。因此，对恢复期患者及其家属做好疾病知识的宣传和教育，是精神科护士的重要工作之一。

（1）教会患者和家属有关精神分裂症的基本知识，让患者和家属知道精神分裂症是容易复发的精神疾病，使其认识到疾病复发的危害，认识药物维持治疗、心理治疗对预防疾病复发及防止疾病恶化的重要性。

（2）让患者及家属知道有关精神药物的知识，对药物的作用、不良反应有所了解，告诉患者服用药物应维持的年限及服用中的注意事项。教育患者按时复诊，在医师指导下服药，不擅自增药、减药或停药。使患者及家属能识别药物不良反应的表现，并能采取适当的应急措施。

（3）教育患者及家属能识别疾病复发的早期征兆，如睡眠障碍、情绪不稳、生活不自理、懒散、不能正常完成社会功能等现象，应及时到医院就诊。

（4）教育患者正确对待和处理生活中发生的各种事件，适应并正确处理与已有关的社会矛盾，保持与亲朋好友的交往，引导患者扩大接触面，克服自卑心理，树立坚强的意志；努力克服性格中的缺陷，与外界保持良好的人际关系。

（5）教育患者保持良好生活习惯，患者应保持有规律的生活制度，即充足的睡眠、适度的娱乐、合理用脑及适当的体力劳动。

（6）教会患者和家属应对各种危机（如自杀、自伤、冲动）的方法，争取病友、家庭和社会支持。

第六节 癔 症

一、疾病概述

癔症是指一类由精神因素,如重大生活事件、内心冲突、情绪激动、暗示或自我暗示,作用于易病个体引起的精神障碍。主要表现为意识范围缩小,选择性遗忘或情感暴发等精神症状或各种各样的躯体症状,但不能查出相应的器质性损害作为其病理基础。症状具有做作、夸大、富有情感色彩等特点,有时可由暗示而诱发或消除,有反复发作的倾向。

(一)临床表现

本病的临床表现复杂多样,主要表现为运动感觉功能障碍,提示患者可能存在某种神经系统或躯体疾病,但体格检查、神经系统检查都不能发现其内脏器官和神经系统有相应的损害。其症状和体征不符合神经系统解剖生理特征。症状在被发现时常常加重,患者对症状的焦虑增加时症状也趋于加重。

(二)临床分型

1.癔症性精神障碍(分离性障碍)

(1)癔症性意识障碍:表现为患者的意识范围缩小,时空感知局限,其言行多只反映精神创伤内容,而对外界其他事物却反应迟钝。此种状态突然发生,历时数十分钟,然后自行终止,恢复后患者对发病经过通常不能完全回忆。

(2)情绪暴发:常在遭遇精神刺激时发作,哭喊吵闹、捶胸顿足,甚至撕毁衣服,碰壁撞墙,尽情发泄心中的愤懑,有人劝阻或围观时症状更为剧烈,历时数十分钟后自行缓解,事后部分遗忘。

(3)癔症性遗忘:并非由器质性因素引起的记忆缺失。患者单单遗忘了某一个阶段的经历或某一性质的事件,而那一段经历或事件对患者来说往往是创伤性的。

(4)癔症性漫游:此症发生在白天觉醒时,患者离开住所或工作单位,外出漫游。在漫游过程中患者能保持基本的自我料理,如饮食、个人卫生等,并能进行简单的社会交往,如购票乘车等。短暂而肤浅的接触看不出患者有明显的失常。此种漫游事先无任何目的和构想,开始和结束都是突然的,一般历时数小时至数天,清醒后对发病经过不能完全回忆。

（5）癔症性双重人格或多重人格：患者突然失去了自己原来的身份体验，而以另一种身份进行日常活动。两种身份各自独立、互无联系、交替出现。常见形式为神怪或亡灵附体，此时患者对环境缺乏充分的觉察，注意和知觉仅限于周围的某些人和物。

（6）癔症性假性痴呆：一种在精神刺激后突然出现的、非器质性因素引起的智力障碍。对于简单的问题给予错误的回答，给人以做作的印象。

2.癔症性躯体障碍（转换性障碍）

其主要指运动障碍和感觉障碍等转化性症状，也包括躯体、内脏障碍等躯体化症状。查体和神经系统检查，及实验室检查均无相应的器质性损害，且神经症状也不符合神经解剖生理特点。

（1）运动障碍。①痉挛发作：受到精神刺激或暗示时发生，缓慢倒地、呼之不理、全身僵直或肢体抖动，或成角弓反张姿势。患者表情痛苦，眼角含泪，一般持续数十分钟。②局部肌肉的抽动或阵挛：表现为肢体的粗大颤动或某一群肌肉的抽动，症状可持续数分钟至数十分钟，或中间停顿片刻，不久又可持续。③肢体瘫痪：可表现为偏瘫、单瘫或截瘫，伴有肌张力增强，常固定某种姿势，被动运动时出现明显抵抗，病程久者出现失用性肌萎缩。④行走不能：坐、躺时双下肢正常，但不能站立行走，站立时无人支撑则缓缓倒地。⑤缄默症、失音症：不用语言而用书写和手势与人交流。想说话但发不出声音，或者仅仅是发出嘶哑、含糊、细微的声音。检查声带正常，可正常咳嗽。

（2）感觉障碍：表现为感觉过敏、缺失、异常、视觉、听觉障碍等。

（三）辅助检查

（1）实验室检查：三大常规、肝肾功能、胸片、B超、心电图、脑电图等。与其他疾病的检查目的相反，脑电图、心电图、CT摄片、各种化验等检查的正常反而能支持本病的诊断。

（2）神经系统检查：运动障碍。

（3）精神状态检查：情绪的反常等。

（4）心理测验：如明尼苏达多相个性调查和艾森克人格问卷。

（四）诊断要点

（1）符合癔症的诊断标准，有心理社会因素作为诱因。

（2）有躯体运动不能障碍，如肢体瘫痪、站立不能，或步行不能。

（3）有躯体感觉障碍，如失声、失明、耳聋等，或所有皮肤感觉的部分或全部丧失。

（4）临床表现为缺乏神经解剖生理基础。

（5）癔症性遗忘，癔症性漫游，癔症性双重或多重人格，癔症性精神病，或其他癔症形式。

（6）排除器质性疾病。

（五）治疗要点

1.心理治疗

根据患者精神障碍的种类、严重程度、人格结构、生活状况、既往治疗等，可采用暗示治疗、催眠治疗、支持性心理疗法、解释性心理治疗、松弛疗法等。

2.药物治疗

药物治疗的效果在于改善情感症状，根据患者的具体情况选用抗抑郁药、抗焦虑药、抗精神病药、苯二氮䓬类药等。

3.预防干预

定期的宣传或讲座，使大家了解相关的知识，使其改变不良心态，避免诱因，且使患者能够及早发现和早期得到治疗。对患者出现的伴随症状及时有效的给予控制也是预防癔症的方法之一。

二、护理

（一）护理评估

1.评估主观资料

注意疾病发作与情感体验的关系，如患者对自身症状的过度关心，有意引起别人的同情和关心等；注意发作原因、频繁性、持续性、严重性，以及症状特点；伴随症状，如焦虑、抑郁等；患者个性特征、既往史和社会支持系统等。

2.评估客观资料

一般状况与外表、思维、情感和行为表现，如评估夸张、表演、哭笑无常、情绪失控和自主神经功能紊乱等。

3.评估相关因素

病理生理因素，如生活自理能力下降、情感暴发、假性痴呆、定向障碍、失明、耳聋等；评估可能导致自杀自伤的因素，如痉挛发作、癔症性漫游、焦虑、抑郁等。

（二）护理诊断

有自杀、自伤的危险，有冲动行为的危险，营养不足，定向障碍，言语沟通障碍，焦虑，生活自理能力下降或丧失。

（三）护理问题

患者对疾病缺乏充分的认识，患者对治疗的合作程度，患者对医师的依赖程度,患者对治疗效果的期望值。

(四)护理目标

癔症患者最重要的护理目标是患者能够正确认识和对待所患疾病,善于分析患病原因,学会合理宣泄情绪,认识个性缺陷以及以积极有效的心理应对方式应对应激事件,这是一个长期目标。具体包括:①症状减轻或消失。②能正确认识疾病表现,恰当的宣泄焦虑、抑郁情绪,减轻痛苦。③患者基本的生理及心理需要得到满足,舒适感增加。④能运用有效的心理预防机制及应对技巧控制不良情绪,减轻不适感。⑤能与他人建立良好的人际关系。⑥能增强处理压力与冲突的能力。⑦能正确认识心理、社会因素与疾病的关系。⑧家庭及社会支持逐步提高。⑨社会功能基本恢复。

(五)护理措施

1.安全和生活护理

(1)提供安静舒适的环境,减少外界刺激。由于患者富有暗示性,不能将其同症状较多的患者安排在同一病室,以免增加新症状或使原有症状更加顽固。

(2)加强观察和关心患者(但不被患者意识到)。加强不安全因素和危险物品的管理,以便早期发现自杀、自伤或冲动行为的先兆,防患于未然。

(3)癔症发作期应耐心喂饭,一时不能进食可稍缓喂饭。对躯体化症状的患者,应用暗示性言语引导进食,或分散其注意力,避免其全神贯注自己进食障碍等症状,而妨碍进食。同时在进食时,可用没有出现不良反应的事实,鼓励进食。

(4)对有自理缺陷的患者:①做好晨晚间护理和生活护理(如饮食、睡眠护理等)。②对癔症性瘫痪或木僵的患者定时翻身,做好皮肤、口腔等护理,防止褥疮。并按计划进行肢体功能训练。③以暗示言语鼓励循序渐进地加强自主功能训练。

(5)鼓励患者参加文体活动。以娱乐性游艺为主,使患者在松弛的环境中,分散其注意力,避免对疾病过分关注。

(6)应尊重患者,允许保留自己的天地和注意尊重其隐私。

2.心理护理

(1)建立良好的护患关系。谈话时,态度和蔼,注意倾听,提问简明扼要,着重当前问题给予简明的指导。鼓励患者回忆自己病情发作时的感受,接纳患者的焦虑和抑郁感受,并讨论和教会应对发作的简易方法。

(2)每天定时接触患者,分析癔症症状和焦虑等恶劣心境的原因和危害。使患者认识到对自身病症的过度关心和忧虑无益于恢复健康。应用支持性言语帮助患者度过困境,并且辅助患者有效地应对困难。应反复强调患者的能力和优点,不注重其缺点和功能性障碍。帮助列出可能解决问题的各种方案,当患者初步获得疗效时,应及时表扬。

(3)选择适当时机,结合检查的正常结果,使患者相信其障碍并非器质性病变所指致,积极配合治疗。并针对其自我为中心的特点,加强心理疏导及个性教育。

3.特殊护理

(1)在癔症发作时,不要流露紧张、厌烦情绪,或过分给予照顾。应将患者和家属隔离,避免多人围观。护士必须有条不紊地进行治疗护理,并使患者明白,发作不会危及生命,疾病一定能治愈。

(2)癔症相关的焦虑反应有时可表现为挑衅和敌意,须适当限制,并对可能的后果有预见性。如出现情感暴发或痉挛发作时,应安置在单间,适当约束,防止碰伤。应尊重患者,允许保留个人的空间注意其隐私,必要时专人陪护。

(3)意识狭隘时,应加强生活护理和观察。防止其他患者的伤害和防止其冲动、走失等意外行为。应在患者不经意中,强化其原来身份,促使恢复自我定向。

(4)严密观察患者的情绪反应,加强与患者的沟通,了解其心理变化。对不合理要求应认真解释和说服,防止患者的做作性自杀企图,弄假成真。

(5)对癔症性失明、失聪等患者,应让其了解功能障碍是短暂的,通过检查证明无器质性损害。在暗示治疗见效时,应加强语言、听力、视力训练,让患者看到希望。

(6)对患者当前的应对机制表示认同和支持。鼓励患者按可控制和可接受的方式表达焦虑、激动,允许自我发泄,但不要过分关注。

(7)对躯体化症状,要排除器质性病变。注意倾听,但避免对每一主诉都提供照顾,症状消失时要及时鼓励。

(8)遵医嘱给相应治疗药物,如抗焦虑药、抗抑郁药、抗精神病药等,让患者了解药物治疗作用和不良反应。

(9)在间歇期教会患者放松技术,与医师配合做好暗示治疗、行为治疗、生物反馈治疗等,使其增强治疗信心,并要争取病友、家庭和社会的支持。

4.康复护理

康复期帮助患者认识和正确对待致病因素和疾病性质,克服个性缺陷,掌握疾病康复途径。要强化疾病可以治愈的观念,教会患者正确应对创伤性体验和困难,恰当处理人际关系,防止疾病复发。并要使其明白长期居家或住院逃避社会接触,不利于康复,但此时谈话应慎重,以免引起患者反感或误解,导致症状加重。

(六)护理评价

评价患者的症状是否得到改善,不良的心理应对方式是否得到矫正,是否消除了心理应激的影响及提高了社会适应能力等。对癔症的知识了解了多少等。

(七)健康指导

(1)使患者和家属对癔症发作有正确的认识,消除模糊观念引起的焦虑、抑郁、如纠正错误观念,以免担心疾病会演变成精神病。

(2)应使家属理解患者的痛苦和困境,既要关心和尊重患者,又不能过分迁就或强制。

(3)协助患者合理安排工作、生活,教会家属帮助患者恢复社会功能。

(4)癔症患者家属应注意以下几点:①精神治疗是癔症患者的一种主要而有效的治疗方法,在进行治疗时,患者的亲属、亲友、邻居及单位领导、同事能否积极配合,也是治疗成功与否的关键。②癔症患者的亲属应注意听取医师的解释和劝说,了解本病的性质及发生原因,知道这是一种大脑功能性疾病,是完全可以治愈的。③要改善对患者的态度,合理安排患者的生活及工作,调整环境,去除精神刺激。④在治疗过程中,亲属应全面而客观地向医师介绍病史。⑤癔症发作时,实施各种治疗方案时,亲属应放心地离开治疗现场,给治疗创造一个安静宽松的环境。否则,亲属的过分关注,紧张或惊慌情绪会影响到患者,很可能又成为一个不良暗示因素,使症状加重,给治疗带来困难。经治疗后,某些症状得到好转时,亲属应配合医师继续鼓励或暗示患者,使症状更好地缓解。⑥同时亲属也应正确对待精神刺激,给患者讲解本病的性质和转归,解除患者的紧张情绪,以获得更好的疗效。同时对巩固治疗,避免反复发作有重大意义。⑦家属应该理解和患者的痛苦和困境,既要关心和尊重患者,又不能过分迁就或强制。⑧协助患者合理安排工作,帮其解决生活中的实际困难,减少刺激原。

三、预后及预防

(一)预后

病程有发作性和持续性两种,大多数分离性障碍都呈发作性病程,如情绪暴发、遗忘、漫游等;大多数躯体性障碍都呈持续性病程,如瘫痪、失声、感觉缺失等。一般认为癔症的预后是良好的。大约60%的患者在一年内自发缓解。但也有很多不同的结局,部分甚至是误诊等。大多数诊断为转换障碍的癔症患者都经历了一段快速的症状康复或改善,特别是急性发作者,可获得明显的疗效。慢性转换障碍的癔症患者预后通常不佳。

(二)预防

进行健康人格的培养,增加应付挫折的能力,普及疾病防治知识,消除对神经症疾病患者的歧视及不正确看法,改变不良态度使患者能够及早发现和早期得到治疗。在各级医疗机构中普及精神疾病防治知识,开设心理咨询,提高精神科诊疗水平,有助于早期诊断、早期治疗。对于患者出现的不适症状给予及时的对症处理或根据患者的心理状况给予针对性的训练,均对其预防神经症有益。

参 考 文 献

［1］赵静.新编临床护理基础与操作［M］.开封:河南大学出版社,2021.

［2］张红芹,石礼梅,解辉,等.临床护理技能与护理研究［M］.哈尔滨:黑龙江科学技术出版社,2022.

［3］张晓霞,于丽丽.外科护理［M］.济南:山东人民出版社,2021.

［4］王玉春,王焕云,吴江,等.临床专科护理与护理管理［M］.哈尔滨:黑龙江科学技术出版社,2022.

［5］关再凤,孙永梅.常见疾病护理技术［M］.合肥:中国科学技术大学出版社,2021.

［6］于翠翠.实用护理学基础与各科护理实践［M］.北京:中国纺织出版社,2022.

［7］袁越,宋春梅,李卫,等.临床常见疾病护理技术与应用［M］.青岛:中国海洋大学出版社,2021.

［8］周红梅.实用临床综合护理［M］.汕头:汕头大学出版社,2021.

［9］王佩佩,王泉,郭士华.护理综合管理与全科护理［M］.北京/西安:世界图书出版公司,2022.

［10］吴雯婷.实用临床护理技术与护理管理［M］.北京:中国纺织出版社,2021.

［11］马英莲,荆云霞,郭蕾,等.临床基础护理与护理管理［M］.哈尔滨:黑龙江科学技术出版社,2022.

［12］奖争艳.外科护理技术［M］.上海:同济大学出版社,2021.

［13］吴宣,朱力,李尊柱.临床用药护理指南［M］.北京:中国协和医科大学出版社,2022.

［14］王岩.护理基础与临床实践［M］.北京:化学工业出版社,2021.

［15］肖芳,程汝梅,黄海霞,等.护理学理论与护理技能［M］.哈尔滨:黑龙江科学

技术出版社,2022.

[16] 张兰凤.护理院护理技术[M].北京:科学出版社,2021.

[17] 安旭姝,曲晓菊,郑秋华.实用护理理论与实践[M].北京:化学工业出版社,2022.

[18] 刘峥.临床专科疾病护理要点[M].开封:河南大学出版社,2021.

[19] 张晓艳.临床护理技术与实践[M].成都:四川科学技术出版社,2022.

[20] 李雪梅.实用护理学与护理管理[M].哈尔滨:黑龙江科学技术出版社,2021.

[21] 任秀英.临床疾病护理技术与护理精要[M].北京:中国纺织出版社,2022.

[22] 章志霞.现代临床常见疾病护理[M].北京:中国纺织出版社,2021.

[23] 姜雪.基础护理技术操作[M].西安:西北大学出版社,2021.

[24] 贾青,王静,李正艳.临床护理技术规范与风险防范[M].北京:化学工业出版社,2021.

[25] 杨青,王国蓉.护理临床推理与决策[M].成都:电子科学技术大学出版社,2022.

[26] 张薇薇.综合护理实践与技术新思维[M].北京:中国纺织出版社,2021.

[27] 王霞,李莹,连伟,等.专科护理临床指引[M].哈尔滨:黑龙江科学技术出版社,2022.

[28] 刘爱杰,张芙蓉,景莉,等.实用常见疾病护理[M].青岛:中国海洋大学出版社,2021.

[29] 孙慧,刘静,王景丽,等.基础护理操作规范[M].哈尔滨:黑龙江科学技术出版社,2022.

[30] 马迪.个性化护理对肺炎患者临床护理效果的影响研究[J].中国医药指南,2022,20(27):135-137.

[31] 黄敏捷,金瑞娜,刘玉敏,等.优质护理在急性阑尾炎护理中的应用效果[J].当代医药论丛,2020,18(16):195-196.

[32] 刘娜.分析综合性护理对雾化吸入治疗支气管扩张患者的临床价值[J].中国医药指南,2021,19(24):164-165.

[33] 张颖.优质护理对精神分裂症患者康复状态量表评分的影响[J].山西医药杂志,2021,50(22):3209-3211.

[34] 林翠娴.精细化护理在异常子宫出血患者中的应用效果[J].微创医学,2022,17(3):394-396.